Soasick Delanoë

EXPRESS WORKOUTS PILATES

MAXIMAL 15 MINUTEN

Bibliografische Information der Deutschen Nationalbibliothek
Die Deutsche Nationalbibliothek verzeichnet diese Publikation in der Deutschen Nationalbibliografie. Detaillierte bibliografische Daten sind im Internet über http://d-nb.de abrufbar.

Für Fragen und Anregungen
info@rivaverlag.de

Wichtiger Hinweis
Dieses Buch ist für Lernzwecke gedacht. Es stellt keinen Ersatz für eine individuelle medizinische Beratung dar und sollte auch nicht als solcher benutzt werden. Wenn Sie medizinischen Rat einholen wollen, konsultieren Sie bitte einen qualifizierten Arzt. Der Verlag und die Autorin haften für keine nachteiligen Auswirkungen, die in einem direkten oder indirekten Zusammenhang mit den Informationen stehen, die in diesem Buch enthalten sind.

Ausschließlich zum Zweck der besseren Lesbarkeit wurde auf eine genderspezifische Schreibweise sowie eine Mehrfachbezeichnung verzichtet. Alle personenbezogenen Bezeichnungen sind somit geschlechtsneutral zu verstehen.

1. Auflage 2022

Türkenstraße 89
80799 München
Tel.: 089 651285-0
Fax: 089 652096

Übersetzung: Katrin Bosshardt
Redaktion: Susanne Schneider
Umschlaggestaltung: Marc-Torben Fischer
Fotos: © Denis Boulanger
Model: Bettina Bertrand
Layout: Katja Muggli
Satz: Satzwerk Huber, Germering
Druck: Firmengruppe APPL, aprinta Druck, Wemding
Printed in Germany

ISBN Print 978-3-7423-2092-6
ISBN E-Book (PDF) 978-3-7453-1870-8
ISBN E-Book (EPUB, Mobi) 978-3-7453-1869-2

Wir produzieren nachhaltig
www.m-vg.de

Weitere Informationen zum Verlag finden Sie unter
www.rivaverlag.de
Beachten Sie auch unsere weiteren Verlage unter www.m-vg.de

Soasick Delanoë

EXPRESS WORKOUTS PILATES

MAXIMAL 15 MINUTEN

Die 40 besten Übungsreihen

riva

Inhalt

PILATES – FÜR EINEN KRAFTVOLLEN UND GESCHMEIDIGEN KÖRPER

Pilates ist eine Trainingsmethode, die den ganzen Körper sanft und tiefenwirksam stärkt und geschmeidiger macht. Der bewusste Einsatz einer speziellen Atemtechnik und der Aufbau eines Kraftzentrums in der Körpermitte (Bauch-, Rücken- und Beckenbodenmuskulatur) sorgen für einen harmonischen Muskelaufbau sowie eine bessere Haltung und fördern Beweglichkeit, Koordination und Konzentration. Die Methode ist vor ungefähr einem Jahrhundert entstanden und auch heute noch im Trend. In seiner aktuellen Form eignet sich Pilates für jeden und wird von immer mehr Menschen praktiziert.

Was ist Pilates?

Der Name Pilates geht auf seinen Erfinder Joseph Hubertus Pilates zurück, der 1883 in Deutschland geboren wurde. Als Kind litt er an Rachitis, Asthma und Gelenkrheuma und setzte alles daran, gesünder zu werden und seine Kondition zu verbessern. Schon als 14-Jähriger interessierte er sich für Anatomie und bildete sich in verschiedenen Sportarten aus, von Gymnastik über Yoga und Kampfsport bis hin zum Boxen, und wurde schließlich zu einem Musterathleten. 1912 zog er nach England, wo er als Profiboxer und Lehrer für Selbstverteidigung arbeitete, bevor er zu Beginn des Ersten Weltkriegs interniert wurde. In einem Lazarett entwickelte er Übungen, die den bettlägerigen Verwundeten bei der Rehabilitation helfen sollten. Dazu bastelte er mit Ringen, Seilrollen und Sprungfedern spezielle Geräte, die er an den Betten befestigte, damit die Patienten sanft und gegen einen Widerstand trainieren konnten. Sie stellten die Vorläufer der berühmten Trainingsgeräte dar, die er später erfand. Die Anfänge der Pilatesmethode waren gemacht. Zurück in Deutschland, verfeinerte er seine Methode, die er »Contrology« nannte. 1926 brach er nach New York auf, wo er mit seiner Frau Clara ein Pilatesstudio eröffnete. Dort unterrichtete er seine Disziplin auf dem Boden und an Geräten wie dem Reformer und dem Cadillac, um nur die bekanntesten zu nennen. Bald besuchten Tänzer sein Studio, die sich »bei Joe« fit halten oder nach Verletzungen wieder in Form kommen wollten.

Der Erfolg der Methode zog dann schnell auch Artisten, Schauspieler und Sportler aus allen möglichen Disziplinen an. 1946 hat Pilates sein Buch *Return to Life through Contrology* veröffentlicht, das die ursprünglichen 34 Übungen enthält und Kultstatus erlangt hat. Er entwickelte im Lauf der Zeit ungefähr 500 Übungen, die er bis zu seinem Tod 1967 unterrichtete und die nachher seine Frau Clara für weitere zehn Jahre vermittelte. Seit den 1960er-Jahren eröffneten die ersten Schüler von Joseph Pilates, »Pilates Elders« (die Älteren von Pilates) genannt, vielerorts in den USA und allmählich auch an anderen Orten überall auf der Welt Studios. Romana Kryzanowska übernahm das Studio von Joe und Clara und lehrte dort bis zu ihrem Tod 2013 unter dem Namen »Romana's Pilates« weiterhin getreu die ursprüngliche Methode. Danach traten ihre Tochter und ihre Enkelin in ihre Fußstapfen. Philippe Taupin brachte das traditionelle Pilates nach Frankreich. Er ließ sich fünf Jahre lang bei Romana in New York ausbilden und eröffnete 1998 das erste Pilatesstudio in Paris. Damals war Pilates dem großen Publikum noch weitgehend unbekannt und wurde nur von einer kleinen Spitzengruppe aus Tänzern und Entertainern praktiziert.

Eine sanfte, aber anspruchsvolle Methode

Im Lauf der Zeit wandten sich immer mehr Schauspielerinnen und Schauspieler, Models und Sänger der Methode zu, um sich ihre gute Figur zu erhalten, indem sie am Gleichgewicht und an der Atmung arbeiteten und ihre Muskeln stärkten. Pilates wurde immer populärer und schaffte den Weg aus spezialisierten Studios hinaus in Fitnesscenter, Turnhallen und Yogazentren.

Inzwischen haben auch Sportler Pilates in ihr Training integriert und Physiotherapeuten setzen es in der Rehabilitation ein. Das traditionelle Pilates orientiert sich immer noch an Romanas Schule, aber es hat sich auch in verschiedene Richtungen weiterentwickelt und wird sowohl auf modernere als auch auf die klassische Weise unterrichtet. Die meisten Formen haben aber die von Joseph Pilates überlieferten Grundprinzipien der Methode beibehalten (Seite 8).

Heute vermitteln immer mehr Lehrer die Methode auf ihre eigene, von ihrem Werdegang und ihrer Erfahrung geprägte Art, die sich nach den Bedürfnissen ihrer Schüler richtet und gleichzeitig die ursprüngliche DNA beibehält. Es gibt auch zahlreiche Varianten, die bestimmte Bewegungen oder Prinzipien des Pilates mit jenen anderer Methoden verbinden. Dazu gehören Piloxing, eine Mischung aus Pilates, Tanzen und Boxen, Yogalates oder Yogilates, ein Mix aus Yoga und Pilates, Postural Ball und seit Kurzem Garuda – eine Verbindung von Pilates, Tanz, Tai-Chi und Yoga, das wie Pilates auf dem Boden mit oder ohne Hilfsmittel oder an speziellen Geräten ausgeübt wird. Immer mehr Studios bieten unterschiedliche Formen von Pilateskursen an, zum Beispiel Cardio-Pilates, Power-Pilates oder Soft Pilates. Da ist wirklich für jeden das Richtige dabei!

Die Grundprinzipien des Pilates

Joseph Pilates hat sechs Prinzipien festgelegt, die es bei den Übungen zu beachten gilt. Auch wenn es für Einsteiger nicht immer einfach ist, sie alle anzuwenden, muss man sie unbedingt kennen und verstehen, damit die Methode ihre Wirksamkeit entfaltet. Mit der Zeit erkennt man, dass sie alle miteinander verbunden, logisch und sinnvoll sind. Ohne diese Prinzipien verlieren die Übungen ihr Wesen und unterscheiden sich nicht mehr von sanfter Gymnastik.

1. Atmung

Atmen ist so selbstverständlich, dass wir es völlig unbewusst tun, was schließlich dazu führt, dass wir ständig außer Atem sind, weil wir nur noch die Hälfte unserer Atemkapazität nutzen. Dabei kann man mit kontrolliertem Atmen unter anderem seine Gesundheit fördern, seinen Geist beruhigen, seine inneren Organe massieren und sogar die Bauchmuskeln trainieren! Joseph Pilates hatte das erkannt, und deshalb nimmt die Atmung in seiner Methode einen wichtigen Platz ein. Im Pilates verwendet man die seitliche Brustkorbatmung, auch Flankenatmung genannt, und atmet im Einklang mit den Bewegungen (Seite 13).

2. Konzentration

Laut Joseph Pilates ist die Konzentration entscheidend für das perfekte Beherrschen der Übungen, sie muss während des gesamten Trainings aufrechterhalten werden. Wer 100 Prozent bei der Sache ist, kann sich besser einbringen und trainiert aufmerksamer und effektiver. Die Fokussierung des Bewusstseins auf die Bewegungsabläufe beruhigt auch den Geist, weil wir den unaufhörlichen Fluss der positiven, neutralen oder negativen Gedanken in unserem Kopf stoppen und ganz im Augenblick sein können. Das wirkt sich nicht nur auf deine Trainingsqualität aus, sondern kann auch einen entspannenden Effekt haben.

3. Zentrierung

Für Joseph Pilates gehen alle Bewegungen von der Körpermitte aus, die er »Powerhouse« getauft hat und die man auch »Core« oder »Kraftzentrum« nennt. Sie reicht vom Brustkorb bis zum Becken und umfasst die queren, schrägen und geraden Bauchmuskeln, die Muskeln des unteren Rückens – die paravertebralen Muskeln, die direkt neben der Wirbelsäule verlaufen – und die tief liegende Beckengürtelmuskulatur, unter anderem den Beckenboden. Pilates hat zum Ziel, dieses Kraftzentrum zu stärken, damit es bei der Ausführung der Übungen stabil bleibt und sich die Position des Beckens und der Wirbelsäule nicht verändert. Dies verhindert Kompensationsbewegungen, verbessert die Haltung und beugt Verletzungen im ganzen Körper vor.

4. Kontrolle

Es ist kein Zufall, dass Joseph Pilates seine Methode »Contrology« genannt hat. Mit Kontrolle ist gemeint, dass alle Bewegungen ganz bewusst gesteuert und nicht mechanisch und gedankenlos wiederholt werden. Im Pilates muss jede Position, jeder Atemzug und jeder Übergang vom Anfang bis zum Ende korrekt ausgeführt werden. Das Prinzip der Kontrolle macht Pilates zu einer intelligenten und wirksamen Gymnastik, die keineswegs so sanft ist, wie man denken könnte! Das Training bewirkt, dass mit der Zeit das Powerhouse gestärkt und stabilisiert wird, wodurch sich die Bewegungen zusätzlich verfeinern lassen und das Training noch effektiver wird.

5. Präzision

Die Präzision oder Genauigkeit einer Bewegung ermöglicht es uns, zu verstehen und zu spüren, welche Muskeln beansprucht werden – oder welche Muskeln wir beanspruchen wollen. Außerdem lernen wir, wie wir dies am korrektesten in Bezug auf Ausrichtung und Haltung sowie am wirksamsten, was Anspannung und Isolation der Muskeln betrifft, tun können. Außerdem lassen sich so – bei jeder Art der körperlichen Betätigung – Verletzungen vermeiden. Die Präzision ergibt sich aus Zentrierung, Konzentration und Kontrolle.

6. Bewegungsfluss

Im Pilates sollen die Bewegungen nie abrupt und ruckartig, sondern immer ruhig und im perfekten Einklang mit der Atmung ausgeführt werden. Dies gilt auch für Einsteiger. Romana Kryzanowska, die sozusagen das geistige Erbe von Joseph Pilates angetreten hat, beschreibt die Pilatesübungen als »fließende Bewegungen, deren Kraftquelle die Körpermitte ist«, ohne dabei die Prinzipien Konzentration, Kontrolle und Präzision zu vergessen. Damit ist alles gesagt!

Die Vorteile von Pilates

»Körper und Geist müssen im Einklang sein, und zwar nicht nur mit dem Ziel, mit minimaler physischer und mentaler Anstrengung das maximale Resultat zu erreichen, sondern auch um so lange wie möglich gesund zu bleiben und ein erfülltes, glückliches Leben zu führen«, erklärte Joseph Pilates. Diese Aussage spiegelt die Denkweise, die seiner Methode zugrunde liegt, sehr gut wider. Es geht nicht nur darum, mit Gymnastik den Körper zu straffen, sondern um ein ganzheitliches Training, das auch den Geist miteinbezieht und Beweglichkeit sowie Lebensqualität steigert. Pilatestraining bedeutet eine Wohltat für den Körper:

- Du baust einen Kraftgürtel auf.
- Dein Beckenboden hat nichts zu befürchten.
- Dein Rücken wird stärker und gesünder.
- Deine Haltung gleicht der einer Tänzerin.

- Du bekommst einen strafferen Körper und eine bessere Figur.
- Du wirst gelenkiger.
- Deine Bewegungen werden weit und fließend.
- Du verbesserst deine Koordination.
- Du verbesserst dein Gleichgewicht.
- Deine Atmung wird langsam und tief und wirkt regenerierend.

Es bedeutet aber auch eine Wohltat für den Geist:

- Du bekommst ein besseres Körperbewusstsein.
- Du steigerst dein Konzentrationsvermögen.
- Du stärkst deinen Willen.
- Du gewinnst an Selbstvertrauen.
- Du lernst, dich zu entspannen.
- Du kannst Stress reduzieren.

Wie lange dauert es, bis sich die ersten Resultate zeigen?

Wie bei jeder sportlichen Betätigung hängen die Resultate von der Häufigkeit und der Intensität des Trainings ab. Aber lass dich doch von Joseph Pilates' berühmten Worten motivieren: »Nach 10 Stunden spürst du den Unterschied, nach 20 Stunden siehst du ihn und nach 30 Stunden hast du einen ganz neuen Körper.« Am besten beginnst du gleich!

BEVOR DU LOSLEGST

Damit Pilates wirksam ist, muss man ein paar Techniken und Bewegungen beherrschen. Nimm dir genug Zeit, um mit diesen Grundlagen vertraut zu werden. Übe sie so oft wie möglich, auch außerhalb deiner Trainingszeit. Und vergiss nicht, dass im Pilates die Qualität der Bewegungsabläufe wichtiger ist als die Quantität.

Die korrekte Körperhaltung einnehmen

Bevor du anfängst, musst du unbedingt wissen, wie du deinen Körper während des Trainings so korrekt wie möglich ausrichtest. So beugst du nicht nur Verspannungen und Verletzungen vor, sondern schaffst auch die Voraussetzung für die exakte und effektive Ausführung der Übungen. Überdies wirst du schnell merken, dass du dich mit mehr Leichtigkeit bewegst, besser atmest und einen eleganteren Gang bekommst, wenn du auch im Alltag auf eine gute Haltung achtest.

Die richtige Haltung im Stehen

Du stehst aufrecht, die Füße sind parallel, hüftbreit auseinander und gut im Boden verankert, das Körpergewicht gleichmäßig auf beide Füße verteilt. Die Beine sind gerade, die Knie locker. Halte das Becken in neutraler Position, das heißt, ohne es nach vorn oder nach hinten zu kippen. So behält die Lendenwirbelsäule ihre natürliche Wölbung.

Ziehe den Bauchnabel nach innen und richte das Steißbein nach unten, senke die Schultern und ziehe die Schulterblätter etwas nach hinten. So öffnet sich der Brustkorb und ist frei. Halte den Kopf in der Verlängerung der Wirbelsäule, das Kinn parallel zum Boden oder ganz leicht zur Brust geneigt, je nach deinem Körperbau.

Die richtige Haltung in der Rückenlage

Lege dich auf den Rücken, winkle die Beine an und stelle die Füße hüftbreit auseinander auf. Dein Becken befindet sich in neutraler Position. Um zu dieser Position zu finden, kippst du das Becken erst nach hinten, indem du das Schambein Richtung Bauchnabel bewegst. Du musst spüren, wie die Lendenwirbelsäule ihre natürliche Wölbung verliert und der untere Rücken Bodenkontakt bekommt, während der Bauch sich nach innen wölbt. Kippe das Becken dann nach vorn, indem du dein Schambein nach unten richtest. Jetzt spürst du, dass der untere Rücken sich wölbt und der Bauch gegen die Decke zeigt. Schaukle das Becken ein paarmal auf diese Weise hin und her, indem du die Bewegung übertreibst, bis du genau in der Mitte in die neutrale Position findest. In der korrekten Position musst du noch deine Finger zwischen Boden und unteren Rücken schieben können oder, je nach Körperbau, einen kleinen Zwischenraum spüren.

Deine Schultern sind entspannt und nach unten gerichtet, die Schulterblätter liegen auf dem Boden und die Arme längs des Körpers, die Ellbogen sind locker. Entspanne das Brustbein und neige das Kinn leicht zur Brust, um den Nacken lang zu strecken.

Verlängere deine Wirbelsäule. Hebe dazu den Kopf und den oberen Rücken an, lege die Hände in den Nacken und ziehe ihn ganz leicht in die Länge. Dann legst du den Rücken langsam wieder auf den Boden. Achte dabei darauf, dass der Nacken lang bleibt.

Die Brustatmung

Pilates sieht eine besondere Atemtechnik vor, mit der du dich vertraut machen musst, bevor du mit dem Training anfängst.

Die seitliche Brustatmung oder Flankenatmung

Im Gegensatz zur Bauchatmung, bei der sich der Bauch beim Einatmen wie ein Ballon aufbläht und sich beim Ausatmen wieder zusammenzieht, ist es bei der Brustatmung der Brustkorb, der sich mit Luft füllt und dann wieder entleert. Beim Einatmen dehnt sich der Brustkorb gleichmäßig aus, du atmest in die Brust, in den Rücken und in die Körperseiten. Beim Ausatmen trägt das Anspannen der Bauchmuskeln dazu bei, dass die Luft hinausgestoßen wird und der Brustkorb wieder sein ursprüngliches Volumen annimmt. Man atmet langsam und tief. So fallen die Bewegungen und das Halten gewisser Positionen leichter und die Übungen können perfekt und effektiv ausgeführt werden. Mit dieser Atmung wird der Körper auch besser mit Sauerstoff versorgt.

Der Atemrhythmus

Im Pilates ist es wichtig, dass die Atmung immer auf möglichst sinnvolle Weise im Einklang mit den Bewegungen geschieht; man atmet tief durch die Nase ein und langsam durch den halb geöffneten Mund aus. Meistens bereitet die Einatmung eine Bewegung vor und/oder unterstützt die Entspannung, sodass sie den Damm- und Rückenbereich schützt. Die Ausatmung erfordert mehr Anstrengung und erleichtert die Aktivierung der tiefen Bauchmuskeln (genauer: des queren Bauchmuskels und der inneren schrägen Bauchmuskeln) bei der Bewegung, während die Körpermitte gleichzeitig angespannt bleibt. Nicht zuletzt kann der Atemrhythmus auch den Takt vorgeben und dir so dabei helfen, dein eigenes Tempo zu finden und konzentriert zu bleiben.

Die richtige Atmung in der Praxis

Wer mit dem Pilatestraining beginnt, für den ist es nicht immer leicht, richtig zu atmen. Übe deshalb jeden Tag ein bisschen. Du kannst zum Beispiel jeden Morgen beim Aufwachen bewusst auf diese Weise 20-mal ein- und ausatmen oder jeden Abend vor dem Schlafengehen, egal ob im Liegen oder Stehen.

Und so geht's: Nimm die Grundposition in Rückenlage ein (Seite 20), die Beine sind gebeugt. Lege die Hände unterhalb der Brust auf die Rippen und entleere beim Ausatmen deine Lunge so vollständig wie möglich.

Atme dann langsam und tief durch die Nase ein. Der Brustkorb füllt sich mit Luft, und du spürst, wie sich die Rippenbogen öffnen und sich deine Hände voneinander entfernen, während sich der Bauch etwas nach innen wölbt.

Atme ganz langsam durch den leicht geöffneten Mund aus. Spanne die Körpermitte an, indem du die Beckenbodenmuskulatur hoch- und den Nabel nach innen zur Wirbelsäule ziehst. Spüre, wie sich deine Rippenbogen wieder schließen und sich die Hände wieder annähern, während sich der Bauch nach innen wölbt.

Lasse den Atem in dieser Weise weiterfließen, ruhig und langsam, ohne Unterbrechung. Atme zuerst 5-mal ein und 5-mal aus, erhöhe dann auf 10 und schließlich auf 15 Atemzüge, bis du 20-mal fließend ein- und ausatmen kannst.

Darauf musst du achten: Beim Einatmen solltest du darauf achten, dass der Schultergürtel locker und auf Höhe des Brustkorbs bleibt und du Schultern, Schlüsselbeine und Schulterblätter nicht nach oben ziehst. Die Rippen hingegen öffnen sich zu den Seiten und etwas nach hinten.

Beim Ausatmen solltest du die Luft kontrolliert so langsam wie möglich entweichen lassen, und zwar synchron zur Anspannung der tiefen Bauchmuskulatur, des queren Bauchmuskels. Du musst spüren, dass sich dein Bauch im gleichen Maße nach innen wölbt, wie sich die Rippenbogen schließen.

Manchmal hilft es, das Ausatmen mit einem »hhhh« (oder »fff« bei gespitzten Lippen) zu begleiten, um das Hinausströmen der Luft zu verlangsamen und den tiefen (queren) Bauchmuskel stärker anzuspannen. Probiere es aus!

Diese Atemtechnik beansprucht die Bauchmuskeln stark, deshalb verspürst du anfangs vielleicht ein Brennen oder Ziehen. Das ist völlig normal und bedeutet, dass du auf dem richtigen Weg bist. Bald kannst du die Übungen in Angriff nehmen!

Höre auf deinen Körper

Zwar eignen sich die Übungen in diesem Buch für alle, und Pilates ist bekanntlich eine sanfte Methode. Trotzdem ist es sehr wichtig, dass du deinen Körper mit einem kurzen Aufwärmen (siehe nächste Seite) auf jedes Training vorbereitest. In diesen paar Minuten stellst du dich auch mental auf die Übungen ein und wirst dir etwaiger Beschwerden, Verspannungen oder körperlicher Schmerzen bewusst. Achte schon beim Aufwärmen auf dein Körpergefühl und bleibe während der ganzen Trainingseinheit wachsam. Lerne, Muskelschmerzen wie ein Brennen in den Oberschenkeln oder ein Ziehen in den Bauchmuskeln, die mit der Anstrengung zusammenhängen, von Gelenkbeschwerden oder -schmerzen, etwa ein Stechen im unteren Rücken oder Ziehen im Knie, zu unterscheiden. Muskelschmerzen stellen kein Problem dar, solange sie die Muskeln betreffen, die gerade trainiert werden. Dein Körper strengt sich an, und du bist auf dem richtigen Weg zu einer besseren Figur. Bei Gelenkschmerzen solltest du die Übung abbrechen. Kontrolliere deine Position beziehungsweise die Ausrichtung und die Stellung des Beckens, um sie gegebenenfalls zu korrigieren, und/oder reduziere den Bewegungsradius, indem du beispielsweise die Beine weniger hoch anhebst. Konsultiere deinen Arzt, wenn die Beschwerden anhalten. Er kann dir sagen, welche Übungen sich für dich eignen und welche nicht. Höre auf jeden Fall immer auf deinen Körper.

Was du fürs Training brauchst

- Bequeme Kleidung, in der du dich wohlfühlst und die deine Bewegungsfreiheit nicht einschränkt.
- Eine mitteldicke Matte – zwischen 5 und 8 Millimeter dick –, auf der du dich bequem ausstrecken und trainieren kannst, ohne zu rutschen.
- Ein kleines Handtuch, das du bei Bedarf gefaltet unter den Nacken oder zwischen die Knie legen kannst. Mikrofaser-Handtücher sind nicht teuer und sehr praktisch.

Finde einen ruhigen Ort

Suche dir, wenn möglich, einen ruhigen Ort für dein Training. Lege dein Smartphone weg oder schalte es in den Flugmodus, damit du nicht gestört wirst und dich voll auf die Übungen konzentrieren kannst. Die Trainingseinheiten sind kurz, nutze sie zum Abschalten!

VOR UND NACH JEDER TRAININGSEINHEIT

Um dich auf dein Training einzustimmen und deinen Körper vorzubereiten, ist es sinnvoll, vor jeder Einheit ein Warm-up durchzuführen, Genauso wichtig ist es jedoch, dir nach getaner Arbeit ein paar Minuten Zeit zu nehmen, um zur Ruhe zu kommen und dich zu entspannen.

Express-Aufwärmen (3 Minuten)

Wärme mit den folgenden drei Übungen deinen Nacken auf, erspüre deinen Beckenboden und bringe Atmung und Bewegung in Einklang. Mache das Mini-Aufwärmen langsam und konzentriert, höre dabei in dich hinein.

Nacken lockern (1 Minute)

- Setze dich in den Schneidersitz, Kopf und Rücken sind gerade. Lege die Hände auf die Oberschenkel oder Knie.
- Mit dem Ausatmen den Kopf nach rechts drehen und dabei über die Schulter nach hinten schauen. Mit dem Einatmen den Kopf wieder zur Mitte drehen. Dann die gleiche Bewegung nach links ausführen. Wiederhole die Übung 2-mal.
- Mit dem Ausatmen den Kopf nach rechts neigen, indem du das Ohr der Schulter näherst. Mit dem Einatmen den Kopf wieder in die Ausgangsposition heben. Dann die gleiche Bewegung nach links ausführen. Wiederhole die Übung 2-mal.
- Mit dem Einatmen das Kinn zur Brust senken. Mit dem Ausatmen mit dem Kopf einen Viertelkreis nach rechts zeichnen, sodass sich das Ohr der Schulter nähert. Mit dem Einatmen das Kinn wieder zur Brust führen und anschließend einen Viertelkreis nach links zeichnen. Wiederhole die Übung 2-mal.
- Mit dem Ausatmen den Kopf zur Decke heben, so weit, wie du kannst. Reduziere die Bewegung, wenn deine Halswirbelsäule empfindlich ist. Mit dem Einatmen das Kinn zur Brust senken. Wiederhole die Übung 2-mal.

Hand auf den Bauch (1 Minute)

- Starte in der Rückenlage (Grundposition, Seite 20) und lege eine Hand auf den Unterbauch – zwischen den Bauchnabel und das Schambein.
- Atme 3-mal normal ein und aus.
- Atme ein und blase dann die Luft ein bisschen stärker hinaus. Spüre, wie sich deine Hand, die der natürlichen Bewegung des Bauchs folgt, leicht nach unten senkt.
- Entspanne die Bauchmuskeln und atme tief in den Brustkorb ein, der sich so wieder mit der Luft füllt, die du brauchst.
- Atme so weiter und blase die Luft jedes Mal ein wenig stärker hinaus, bis du die Spannung in der Körpermitte bei jedem Ausatmen spürst.

Hosenknöpfe (1 Minute)

- Lege in der Rückenlage (Grundposition, Seite 20) die Hände in einem Dreieck auf den Unterbauch: die Daumen auf den Bauchnabel und die Spitzen der anderen Finger oben ans Schambein. Stelle dir drei Hosenknöpfe vor: Der erste befindet sich unter den Zeigefingern, der zweite in der Mitte des Dreiecks und der dritte unter den Daumen.
- Mit dem Einatmen entspanne die Bauchmuskeln.
- Atme langsam aus. Bevor alle Luft hinausgeströmt ist, stelle dir vor, dass du den Bauch einziehst, um den ersten Hosenknopf zu schließen. Entspanne mit dem Einatmen die Bauchmuskeln.
- Atme langsam aus. Wenn du die Hälfte der Luft hinausgeblasen hast, stelle dir vor, dass du den Bauch einziehst, um den ersten und dann den zweiten Knopf zu schließen. Entspanne mit dem Einatmen die Bauchmuskeln.
- Atme langsam aus. Stelle dir vor, dass du den Bauch einziehst, um den ersten und dann den zweiten und auch den dritten Knopf zu schließen. Entspanne mit dem Einatmen die Bauchmuskeln.
- Atme langsam aus. Stelle dir vor, dass du den Bauch einziehst, um die drei Knöpfe einen nach dem anderen zu schließen. Einatmen und dann die letzte Phase der Übung 2- bis 5-mal wiederholen. Versuche bewusst wahrzunehmen, wie sich die Bauchmuskeln nach innen und oben, an der Wirbelsäule entlang, beim Schließen der Knöpfe anspannen.

Express-Entspannen (3 bis 5 Minuten – oder mehr)

Ein paar Minuten Entspannung nach dem Training bieten nicht nur Gelegenheit zum Relaxen – was uns allen guttut –, sondern geben dem Körper auch Zeit, die geleistete Anstrengung zu »verdauen«. Gönne dir ruhig eine längere Entspannungsphase, wenn du Zeit hast.

- Lege dich bequem auf den Rücken, die Arme neben dem Körper und die Beine etwas auseinander, und lasse die Füße locker zur Seite fallen. Die Handflächen zeigen nach oben, die Finger sind entspannt und dadurch leicht gekrümmt. Senke das Kinn etwas zur Brust, um den Nacken zu verlängern, und schließe die Augen.
- Entspanne dein Gesicht. Vermeide es, die Stirn zu runzeln, und lass den Kiefer locker. Wenn es dir hilft, kannst du ganz leicht den Mund öffnen und versuchen, die Zunge zu entspannen.
- Wenn du magst, kannst du ein dünnes Handtuch unter den Nacken oder die Kniekehlen legen oder einfach Arme und Beine zurechtrücken, um die Position zu finden, in der es dir am bequemsten ist.
- Bleibe in dieser Position und entspanne alle Körperteile. Beginne mit den Füßen und arbeite dich langsam weiter hinauf bis zum Kopf, während du ruhig atmest.
- Um wieder aufzustehen, ziehe deine Knie zur Brust, rolle dich langsam auf die rechte (oder linke) Seite und stütze dich auf die linke (oder rechte) Hand, um dich mit ihrer Hilfe sachte aufzurichten.
- Öffne die Augen und spüre, wie entspannt dein Körper und dein Geist sind!

Ablauf einer Trainingseinheit

1. Wärme dich kurz auf (Seite 17).

Dauer: 3 Minuten

2. Absolviere drei Übungen.

Vergiss nicht, die in der Einführung erklärten Prinzipien zu beachten:

- Richte den Körper gut aus: Nacken lang strecken, Schultern senken und locker lassen, Becken in eine neutrale Position bringen.
- Spanne die Körpermitte an:
  - In den Brustkorb einatmen (ohne den Bauch mit Luft zu füllen).
  - Beim Ausatmen den Nabel nach innen ziehen, um die tiefen Bauchmuskeln anzuspannen.
- Führe die Übung langsam, präzise und fließend aus und achte darauf, dass die Bewegungen im Einklang mit der Atmung sind.

Dauer: 9 bis 12 Minuten

3. Nimm für jede Übung die korrekte Ausgangsposition ein.

Grundposition Rückenlage: Lege dich auf den Rücken, strecke den Nacken lang, senke die Schultern und stelle die Beine auf. Die Füße sind hüftbreit auseinander, die Arme liegen mit den Handflächen nach unten längs des Körpers und die Schultern sind locker.

Grundposition Bauchlage: Lege dich mit geschlossenen oder hüftbreit geöffneten Beinen auf den Bauch und senke die Stirn auf den Boden. Die Füße sind gestreckt, aber locker, die Arme liegen längs des Körpers.

Grundposition Seitenlage: Lege dich mit geschlossenen Beinen und gestreckten Füßen auf die linke (oder rechte) Seite. Strecke den unteren Arm aus und lege den Kopf darauf oder winkle den unteren Arm an und lege den Kopf auf die Hand. Platziere die Hand des oberen Arms vor dir auf der Matte. Bei Bedarf kannst du ein dünnes Handtuch zusammenfalten und es zwischen Kopf und Arm legen.

Grundposition Vierfüßlerstand: Gehe auf alle viere. Hände und Knie sind auf einer Linie mit Schultern und Hüften, das Becken ist in neutraler Position und der Kopf in der Verlängerung der Wirbelsäule. Richte den Blick zum Boden.

Zum Ausklang

Wenn du Zeit, Lust oder das Bedürfnis hast, kannst du das Training mit einer kurzen Entspannungsphase abschließen, deren Dauer du selbst bestimmst (Seite 19).

Die Ruheposition – entspannen, wann immer du magst

Zwischen den Übungen oder am Ende des Trainings kannst du die Ruheposition einnehmen, die im Pilates oft in eine Trainingseinheit eingebunden wird. Es ist besonders empfehlenswert, nach einer Dehnübung oder einer speziell anstrengenden Übung in dieser Position zu verweilen. Du kannst so deinen Rücken entspannen und die Atmung optimieren. So nimmst du die Ruheposition ein:

- Begib dich in den Vierfüßlerstand. Platziere die Hände unter den Schultern und die Knie unter den Hüften. Schließe die Füße und lasse die Knie leicht geöffnet.
- Spanne die Körpermitte an und setze dich behutsam auf die Fersen. Strecke die Arme nach vorn und lege die Stirn auf den Boden.
- Lockere Kopf, Nacken und Schultern. Versuche zu spüren, wie sich dein unterer Rücken bei jedem Einatmen dehnt und deine Hüften sich bei jedem Ausatmen entspannen.
- Bleibe 5 bis 10 Atemzüge in dieser Position.
- Um dich wieder aufzurichten, lässt du die Hände auf Brusthöhe zurückgleiten und rollst Wirbel für Wirbel den Rücken auf, den Kopf hebst du zuletzt.

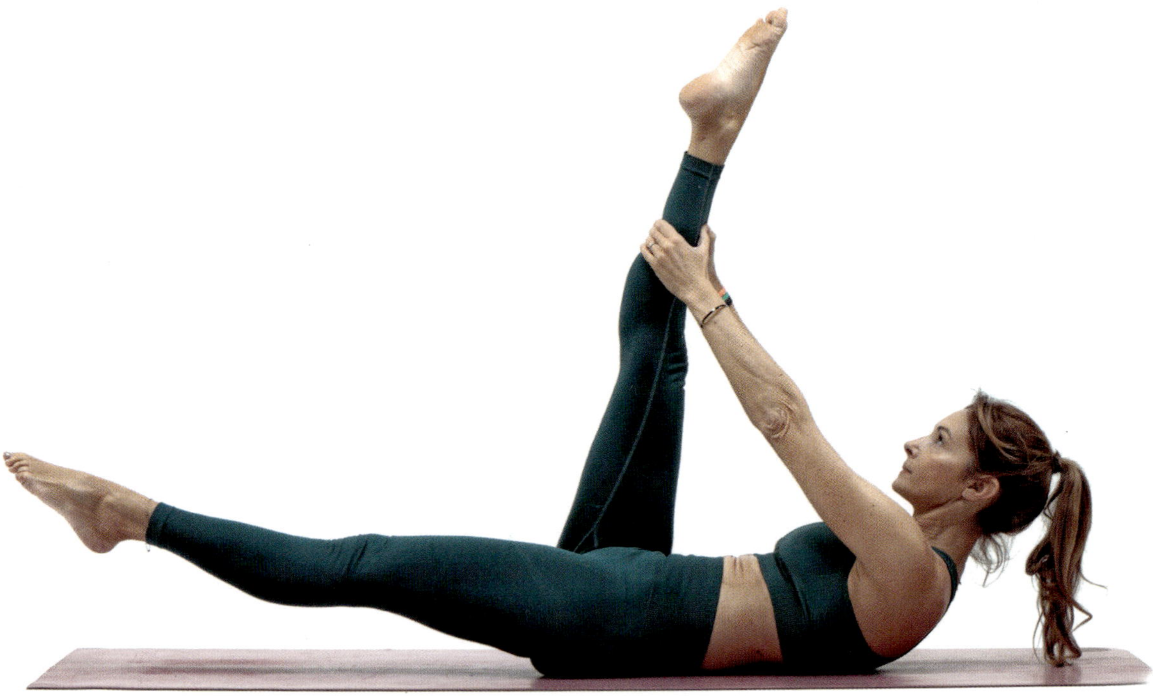

Flacher Bauch

Vorbereitung Workout 1

9–12 Minuten

1 • 10 Atemzüge • Pelvic Stabilization – Stabilisierung des Beckens

Ausgangsposition ist die Rückenlage. Eine Hand (oder beide Hände) unter die Taille schieben. Mit dem Einatmen die Wirbelsäule lang strecken. Mit dem Ausatmen den Bauchnabel nach innen ziehen, um die Körpermitte anzuspannen. Der Rücken darf nicht auf die Hände drücken. Auf diese Weise fortfahren; das Becken bleibt während der ganzen Übung stabil.

2 • 5- bis 10-mal pro Bein • Leg Slide – Ausstrecken der Beine

In der Rückenlage die Hände neben dem Körper auf den Boden oder auf den Beckenkamm – die obere Kante des knöchernen Beckens – legen. Mit dem Einatmen die Wirbelsäule lang strecken. Mit dem Ausatmen ein Bein über den Boden nach vorn gleiten lassen, die Aktivierung der Bauchmuskulatur verhindert, dass sich das Becken bewegt. Einatmen und mit dem Ausatmen das Bein in die Ausgangsposition zurückbewegen; die Kraft kommt auch jetzt aus den Bauchmuskeln.

3 • 5- bis 10-mal pro Bein • Knee Opening – Knie öffnen

In der Rückenlage mit dem Einatmen die Wirbelsäule lang strecken. Mit dem Ausatmen die Körpermitte anspannen und ein Knie möglichst weit zur Seite hin öffnen, ohne dass sich das Becken bewegt. Einatmen und mit dem Ausatmen das Knie in die Ausgangsposition zurückbewegen; die Kraft kommt auch diesmal aus den Bauchmuskeln, das Becken bewegt sich nicht.

1

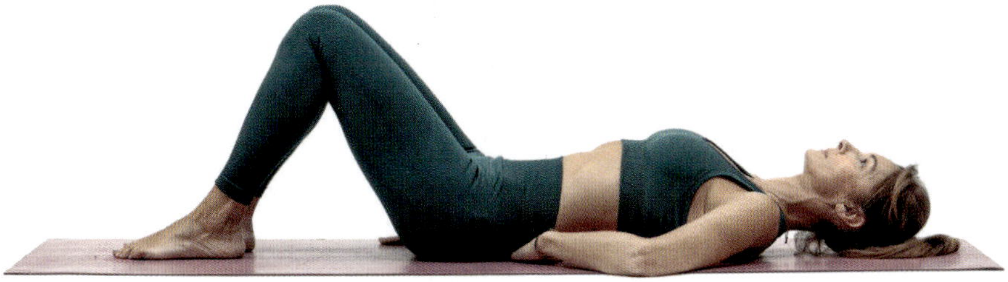

2

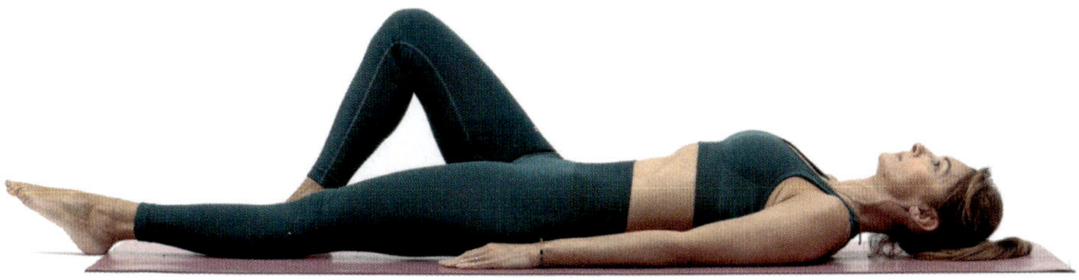

3

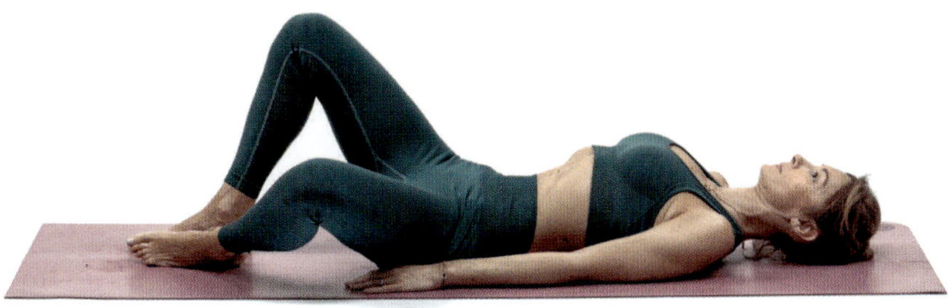

Vorbereitung Workout 2

9–12 Minuten

1 • 10 Atemzüge • Pelvic Stabilization – Stabilisierung des Beckens

In der Rückenlage eine Hand (oder beide Hände) unter die Taille schieben. Mit dem Einatmen die Wirbelsäule lang strecken. Mit dem Ausatmen den Bauchnabel nach innen ziehen, um die Körpermitte anzuspannen. Der Rücken darf nicht auf die Hände drücken. Auf diese Weise fortfahren; das Becken bleibt während der ganzen Übung stabil.

2 • 5- bis 10-mal pro Bein • Leg Slide – Ausstrecken der Beine

In der Rückenlage die Hände neben dem Körper auf den Boden oder auf den Beckenkamm – die obere Kante des knöchernen Beckens – legen. Mit dem Einatmen die Wirbelsäule lang strecken. Mit dem Ausatmen ein Bein über den Boden nach vorn gleiten lassen, die Aktivierung der Bauchmuskulatur verhindert, dass sich das Becken bewegt. Einatmen und mit dem Ausatmen das Bein in die Ausgangsposition zurückbewegen; die Kraft kommt auch jetzt aus den Bauchmuskeln.

3 • 5- bis 10-mal pro Bein • Knee Fold – Anwinkeln der Knie

In der Rückenlage mit dem Einatmen die Wirbelsäule lang strecken. Mit dem Ausatmen ein Knie im rechten Winkel anheben. Die Aktivierung der Bauchmuskulatur verhindert, dass sich das Becken bewegt. Ohne sich zu bewegen, einatmen, dann den Fuß mit dem Ausatmen auf den Boden zurückstellen. Die Kraft kommt aus den Bauchmuskeln und das Becken bleibt stabil.

1

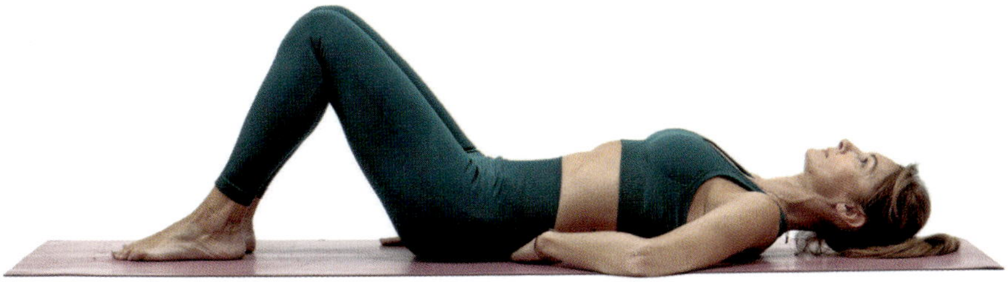

2

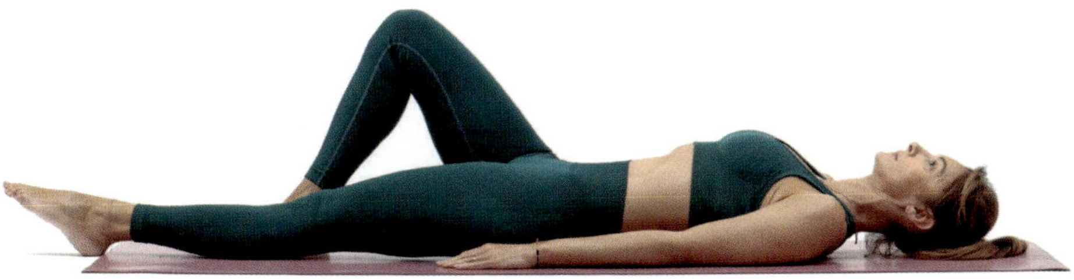

3

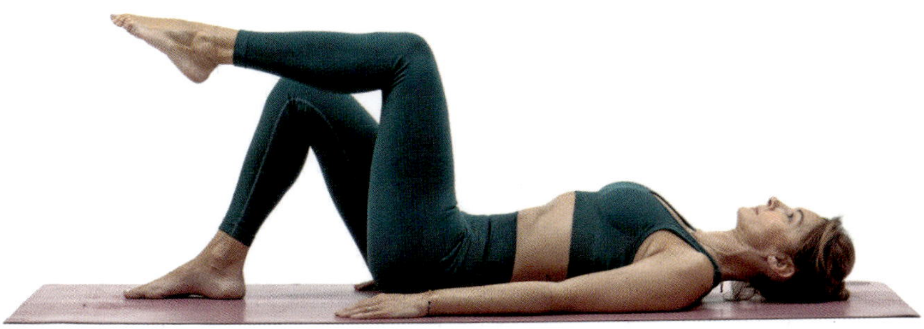

Vorbereitung Workout 3

9–12 Minuten

1 • 5- bis 10-mal pro Bein • Leg Slide – Ausstrecken der Beine

In der Rückenlage die Hände neben dem Körper auf den Boden oder auf den Beckenkamm – die obere Kante des knöchernen Beckens – legen. Mit dem Einatmen die Wirbelsäule lang strecken. Mit dem Ausatmen ein Bein über den Boden nach vorn gleiten lassen, die Aktivierung der Bauchmuskulatur verhindert, dass sich das Becken bewegt. Einatmen und mit dem Ausatmen das Bein in die Ausgangsposition zurückbewegen; die Kraft kommt auch jetzt aus den Bauchmuskeln.

2 • 5- bis 10-mal pro Bein • Knee Fold – Anwinkeln der Knie

In der Rückenlage mit dem Einatmen die Wirbelsäule lang strecken. Mit dem Ausatmen ein Knie im rechten Winkel anheben. Die Aktivierung der Bauchmuskulatur verhindert, dass sich das Becken bewegt. Ohne sich zu bewegen, einatmen, dann den Fuß mit dem Ausatmen auf den Boden zurückstellen. Die Kraft kommt aus den Bauchmuskeln und das Becken bleibt stabil.

3 • 5- bis 10-mal zu jeder Seite • Femur Circle – Beinkreisen

In der Rückenlage mit dem Einatmen die Wirbelsäule lang strecken. Beim Ausatmen ein Bein im rechten Winkel über die Hüfte heben. Einatmen und mit dem Ausatmen mit dem rechten Bein einen kleinen Kreis nach außen ausführen, die Bewegung geht von der Hüfte aus. Die Aktivierung der Bauchmuskulatur verhindert, dass sich das Becken bewegt. Einatmen und mit dem Ausatmen das Bein in einer kontrollierten Bewegung in die Ausgangsposition zurückstellen, die Kraft kommt wieder aus den Bauchmuskeln und das Becken bleibt stabil.

1

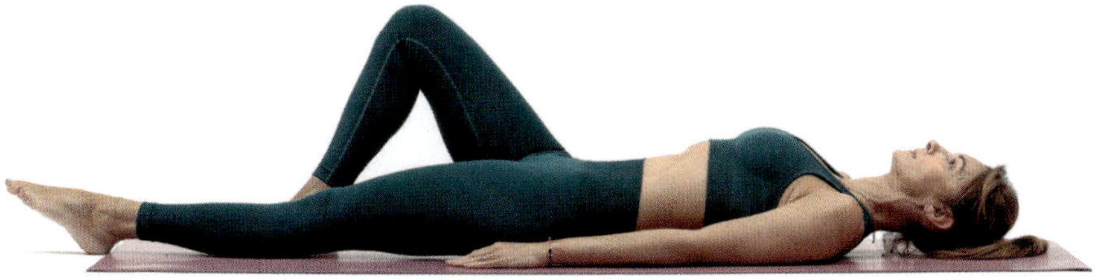

2

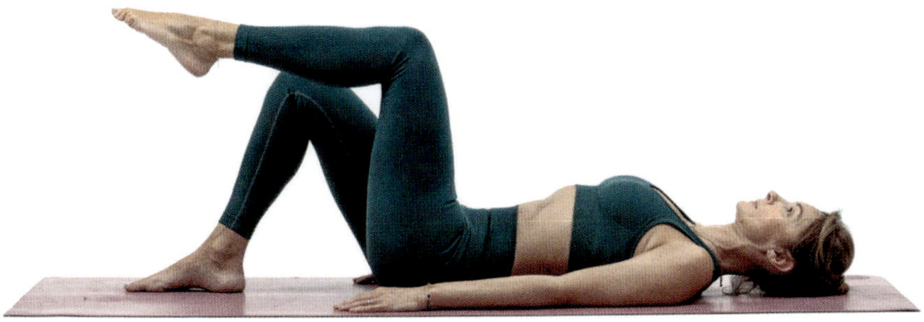

3

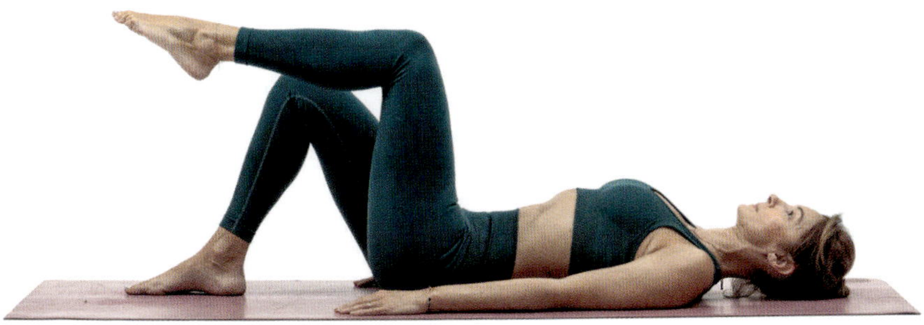

Einsteiger Workout 4

9–12 Minuten

1 • 5- bis 10-mal • Chest Lift 1 – Brustkorb-Anheben für Einsteiger

In der Rückenlage mit dem Einatmen die Wirbelsäule lang strecken. Mit dem Ausatmen die Körpermitte anspannen, den Kopf zur Brust senken und langsam den oberen Rücken einrollen, bis nur noch die untere Spitze der Schulterblätter den Boden berührt. Gleichzeitig die Hände nach vorn gleiten lassen. Einatmen und mit dem Ausatmen langsam den oberen Rücken und den Kopf wieder abrollen, um in die Ausgangsposition zurückzukommen.

2 • 5- bis 10-mal pro Bein • Toe Tap – Zehen auf den Boden tippen

In der Rückenlage mit dem Ausatmen die Körpermitte anspannen und die Knie über die Hüften heben, sodass sich die Oberschenkel senkrecht zum Boden befinden, die Füße »pointen«, also die Fußrücken und Zehen strecken. Mit dem Einatmen eine Fußspitze in einer kontrollierten Bewegung langsam Richtung Boden führen. Das Bein bleibt im rechten Winkel gebeugt. Sobald die Zehenspitzen den Boden berühren, mit dem Ausatmen die Körpermitte anspannen und das Bein in einer kontrollierten Bewegung in die Ausgangsposition zurückführen.

3 • 5- bis 10-mal zu jeder Seite • Knee Sway 1 – Knieschaukel für Einsteiger

In der Rückenlage die Arme zu beiden Seiten ausbreiten. Ein dünnes zusammengefaltetes Handtuch zwischen die Knie legen – das zwingt einen dazu, während der ganzen Übung die Beine geschlossen und die Knie aneinandergelegt zu halten. Einatmen und mit dem Ausatmen die Körpermitte anspannen und die angewinkelten Beine nach links ablegen, die Schultern bleiben auf dem Boden. Einatmen und mit dem Ausatmen die Beine in einer kontrollierten Bewegung langsam wieder in die Mitte bringen.

1

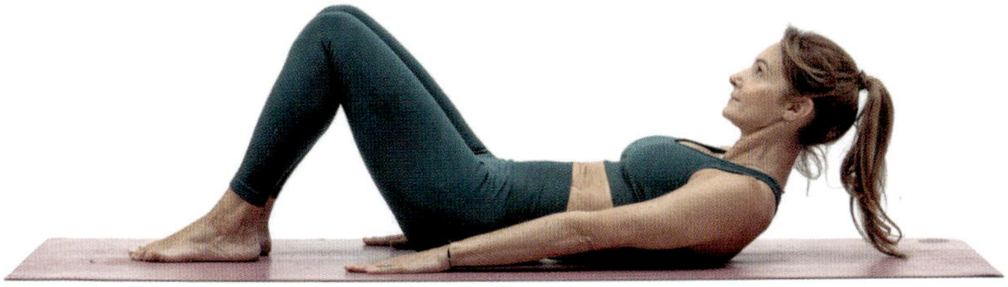

2

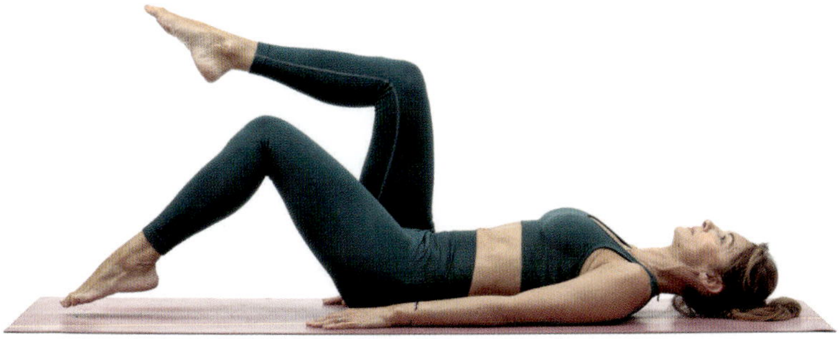

3

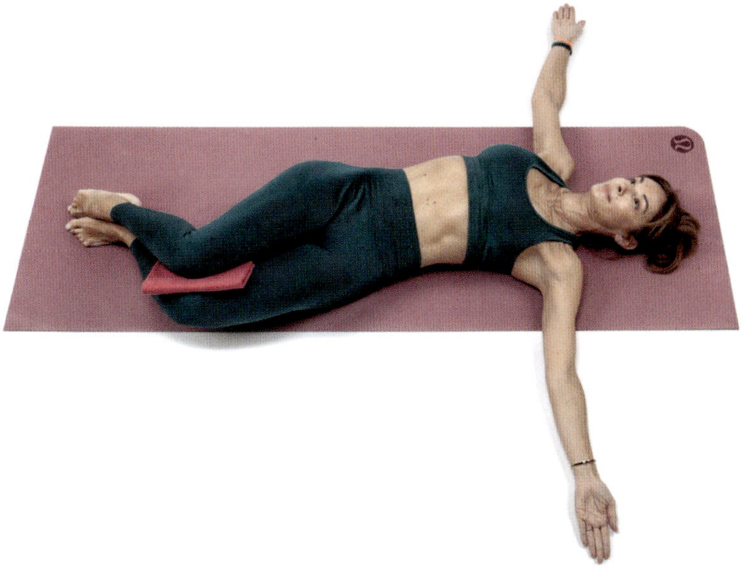

Einsteiger Workout 5

9–12 Minuten

1 • 5- bis 10-mal • Chest Lift 1 – Brustkorb-Anheben für Einsteiger

In der Rückenlage mit dem Einatmen die Wirbelsäule lang strecken. Mit dem Ausatmen die Körpermitte anspannen, den Kopf zur Brust senken und langsam den oberen Rücken einrollen, bis nur noch die untere Spitze der Schulterblätter den Boden berührt. Gleichzeitig die Hände nach vorn gleiten lassen. Einatmen und mit dem Ausatmen langsam den oberen Rücken und den Kopf wieder abrollen, um in die Ausgangsposition zurückzukommen.

2 • 5- bis 10-mal pro Bein • Leg Circle 1 – Halbkreis mit dem Bein

In der Rückenlage ein Bein Richtung Brust anwinkeln und dann senkrecht nach oben strecken. Den Fuß dabei strecken – »point«; den Fuß des am Boden liegenden Beins »flexen«, das heißt die Zehen Richtung Schienbein ziehen. Einatmen, mit dem Ausatmen die Körpermitte anspannen und mit dem gestreckt angehobenen Bein langsam einen Halbkreis zur Körpermitte hin zeichnen. Einatmen und das gestreckte Bein kontrolliert zurück in die Ausgangsposition führen; die Kraft kommt aus den Bauchmuskeln.

3 • 5- bis 10-mal • Rolling like a Ball – Rollen wie ein Ball

Im Sitzen die Beine anwinkeln. Die Schienbeine umfassen und die Knie zur Brust ziehen. Das Becken nach hinten kippen und den Rücken zu einem »C« runden. Das Körpergewicht hinter die Sitzhöcker verlagern, sodass die Füße den Bodenkontakt verlieren. In dieser Position das Gleichgewicht finden. Mit dem Einatmen die Körpermitte anspannen und den Körper nach hinten rollen lassen. Mit dem Ausatmen nach vorn in die Ausgangsposition zurückkommen, ohne die Füße auf dem Boden abzusetzen. Die Kraft kommt aus den Bauchmuskeln. Wiederholen, ohne die Bewegung zu unterbrechen.

1

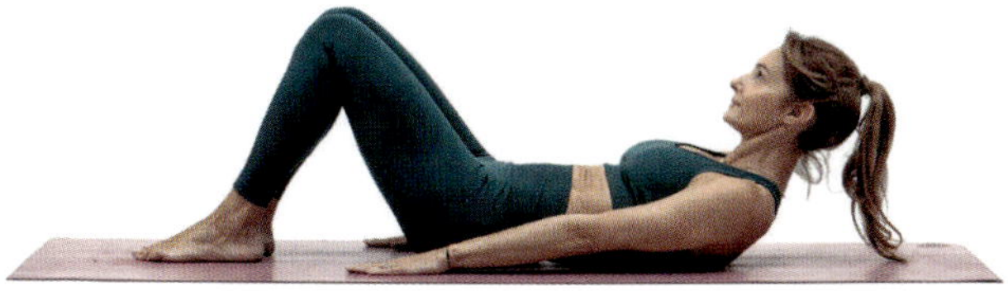

2

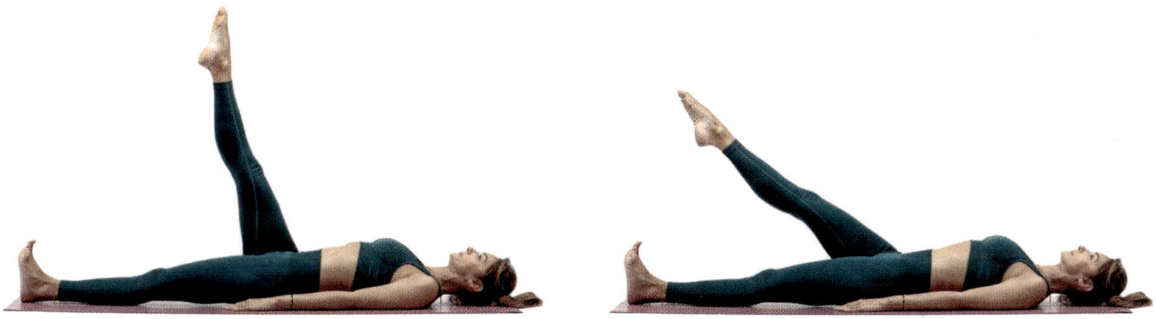

3

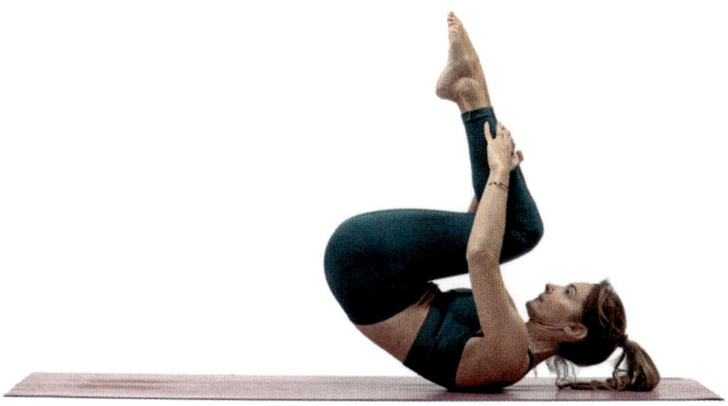

Einsteiger Workout 6 9–12 Minuten

1 • 5- bis 10-mal • Chest Lift 1 – Brustkorb-Anheben für Einsteiger

In der Rückenlage mit dem Einatmen die Wirbelsäule lang strecken. Mit dem Ausatmen die Körpermitte anspannen, den Kopf zur Brust senken und langsam den oberen Rücken einrollen, bis nur noch die untere Spitze der Schulterblätter den Boden berührt. Gleichzeitig die Hände nach vorn gleiten lassen. Einatmen und mit dem Ausatmen langsam den oberen Rücken und den Kopf wieder abrollen, um in die Ausgangsposition zurückzukommen.

2 • 5- bis 10-mal pro Bein • Single Leg Stretch 1 – Dehnung mit einem Bein für Einsteiger

In der Rückenlage die Beine strecken und anheben. Im Wechsel zuerst das eine, dann das andere Knie zur Brust ziehen. Mit dem Einatmen die Hände auf das herangezogene Knie legen. Mit dem Ausatmen die Körpermitte anspannen und das andere Bein nach vorn strecken, sodass zwischen Bein und Boden ein Winkel von ungefähr 45 Grad entsteht. Wenn sich der Rücken von der Matte hebt, den Winkel vergrößern. Mit dem Einatmen die Seite wechseln, ohne zu pausieren.

3 • 5-mal zu jeder Seite • Knee Sway 1 – Knieschaukel für Einsteiger

In der Rückenlage die Arme zu beiden Seiten ausbreiten. Ein dünnes zusammengefaltetes Handtuch zwischen die Knie legen – das zwingt einen dazu, die Beine geschlossen und die Knie aufeinander zu halten. Einatmen und mit dem Ausatmen die Körpermitte anspannen und die angewinkelten Beine nach links ablegen; die Schultern bleiben auf dem Boden. Einatmen und mit dem Ausatmen die Beine in einer kontrollierten Bewegung langsam wieder in die Mitte bringen. Die Kraft kommt aus den Bauchmuskeln.

1

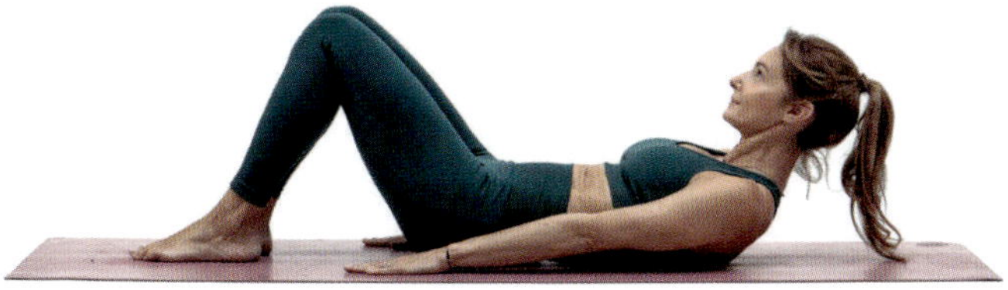

2

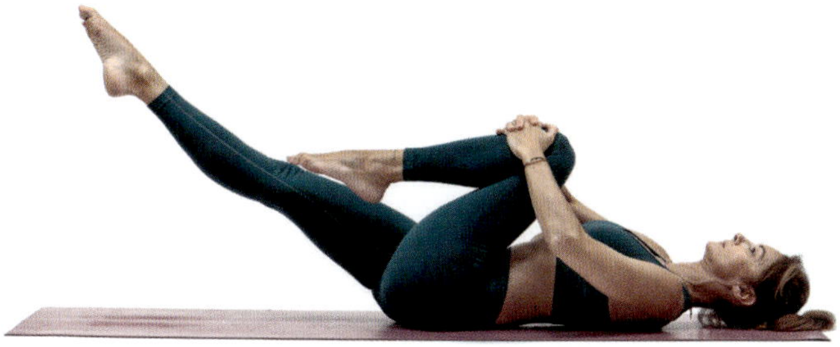

3

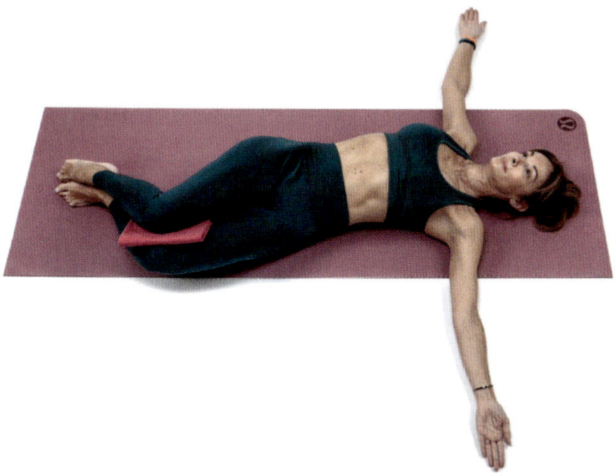

Fortgeschrittene Workout 7

9–12 Minuten

1 • 5- bis 10-mal • Chest Lift 2 – Brustkorb-Anheben

In der Rückenlage die Finger hinter dem Kopf verschränken, den Nacken lang strecken und die Ellbogen zu beiden Seiten ziehen. Mit dem Ausatmen die Körpermitte anspannen, den Kopf zur Brust senken und langsam den oberen Rücken einrollen. Den unteren Rücken in die Matte pressen. Einatmen und mit dem Ausatmen den oberen Rücken und den Kopf langsam wieder abrollen, um in die Ausgangsposition zu kommen.

2 • 5- bis 10-mal pro Bein • Leg Circle 2 – Beinkreisen

In der Rückenlage ein Bein Richtung Brust anwinkeln und dann senkrecht nach oben strecken. Den Fuß dabei strecken – »point«; den Fuß des am Boden liegenden Beins »flexen«, also die Zehen Richtung Schienbein ziehen. Mit dem Ausatmen die Körpermitte anspannen und mit dem nach oben gestreckten Bein langsam einen Halbkreis Richtung Körpermitte zeichnen. Mit dem Einatmen den Kreis nach außen fertig zeichnen. Die Kraft kommt aus den Bauchmuskeln.

3 • 5- bis 10-mal • Rolling like a Ball – Rollen wie ein Ball

Im Sitzen die Beine anwinkeln. Die Schienbeine umfassen und die Knie zur Brust ziehen. Das Becken nach hinten kippen und den Rücken zu einem »C« runden. Das Körpergewicht hinter die Sitzhöcker verlagern, sodass die Füße den Bodenkontakt verlieren. In dieser Position das Gleichgewicht finden. Mit dem Einatmen die Körpermitte anspannen und den Körper nach hinten rollen lassen. Mit dem Ausatmen nach vorn in die Ausgangsposition zurückkommen, ohne die Füße auf dem Boden abzusetzen. Die Kraft kommt aus den Bauchmuskeln. Wiederholen, ohne die Bewegung zu unterbrechen.

1

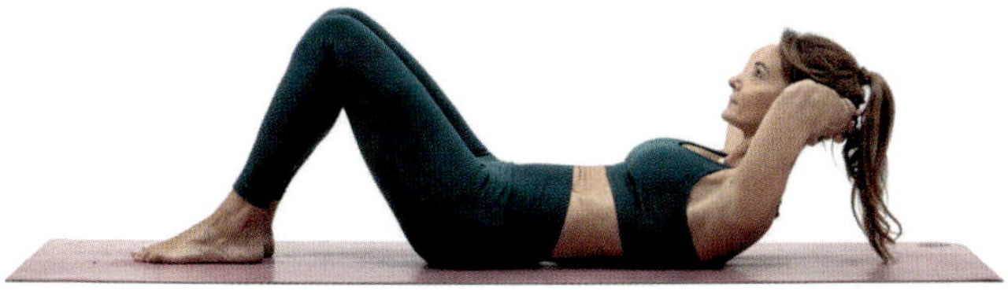

2

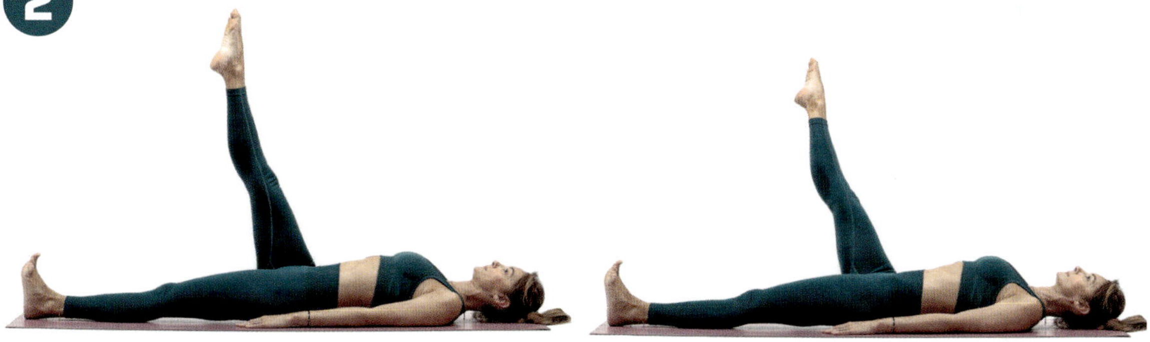

3

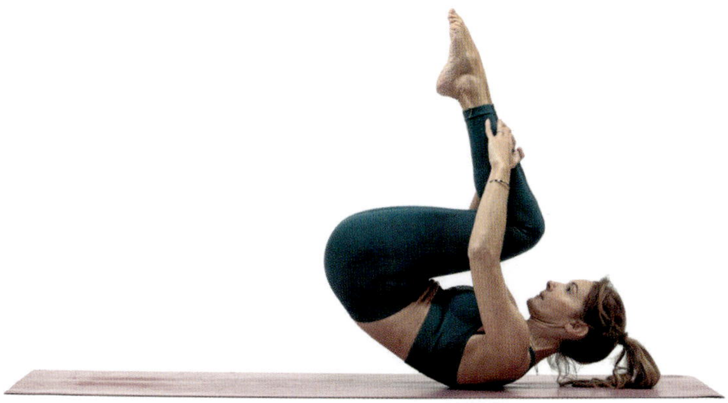

Fortgeschrittene Workout 8

9–12 Minuten

1 • 5- bis 10-mal • Chest Lift 3 – Diagonales Brustkorb-Anheben

In Rückenlage die Finger hinter dem Kopf verschränken, den Nacken lang strecken und die Ellbogen zu beiden Seiten öffnen. Mit dem Ausatmen die Körpermitte anspannen und den Oberkörper leicht zu einer Seite drehen, als wollte man einen Ellbogen zum gegenüberliegenden Knie führen. Mit dem Einatmen in einer kontrollierten Bewegung in die Mitte zurückkommen. Die Kraft kommt aus den Bauchmuskeln. Mit dem nächsten Ausatmen den Oberkörper zur anderen Seite drehen und mit dem Einatmen wieder in die Mitte zurückkommen.

2 • 5- bis 10-mal pro Bein • Single Leg Stretch 2 – Dehnung mit einem Bein

In Rückenlage die Finger hinter dem Kopf verschränken, den Nacken lang strecken und den Oberkörper vom Boden aufrollen, bis nur noch die unteren Schulterblattspitzen den Boden berühren. Zuerst das eine, dann das andere Knie zur Brust ziehen, die Füße dabei »pointen«, also strecken. Mit dem Einatmen die Hände auf das herangezogene Knie legen. Mit dem Ausatmen die Körpermitte anspannen und das andere Bein nach vorn strecken, sodass zwischen Bein und Boden ein Winkel von ungefähr 45 Grad entsteht. Mit dem Einatmen die Seite wechseln, ohne zu pausieren.

3 • 5-mal • Knee Sway 2 – Knieschaukel

In der Rückenlage die Arme zu beiden Seiten ausbreiten und die Knie in einem 90-Grad-Winkel über die Hüften heben. Mit dem Einatmen die Beine langsam zu einer Seite senken, die Knie und Beine dabei geschlossen halten. Die Schultern bleiben auf dem Boden. Mit dem Ausatmen die Beine in einer kontrollierten Bewegung langsam wieder in die Mitte zurückführen; die Kraft kommt die ganze Zeit aus den Bauchmuskeln. Mit dem Einatmen die Seite wechseln.

1

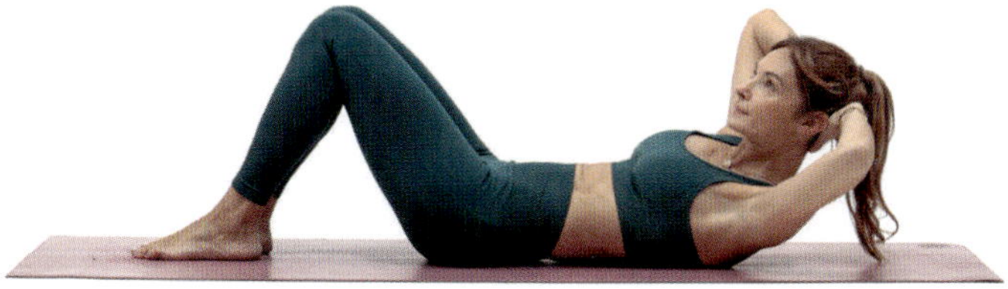

2

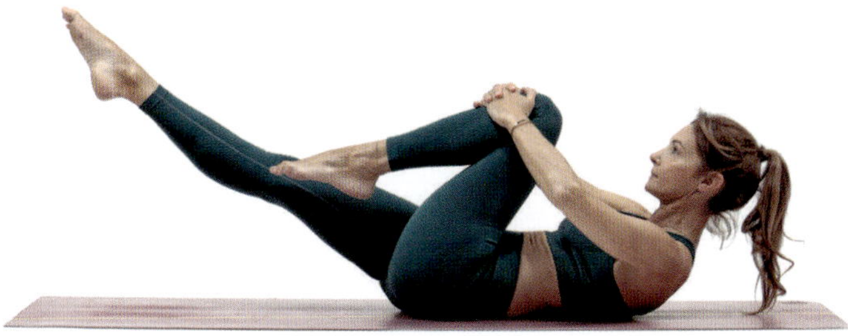

3

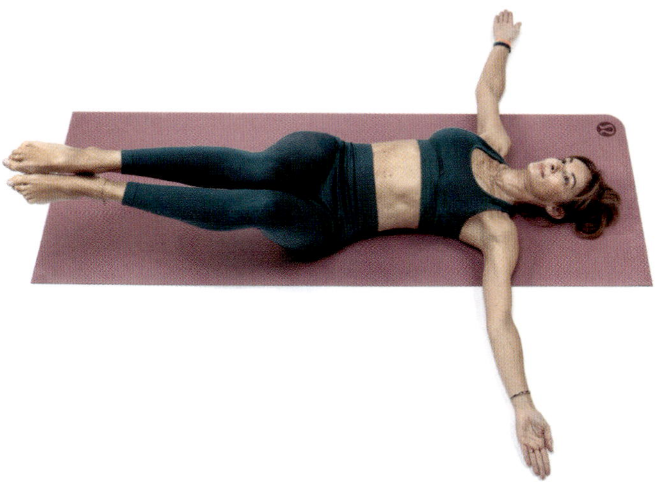

Fortgeschrittene Workout 9

9–12 Minuten

1 • 10 komplette Atemzüge à 10 Pumpbewegungen •
The Hundred 1 – Die Hundert mit angewinkelten Beinen
In der Rückenlage mit dem Einatmen die Beine in einem 90-Grad-Winkel über die Hüften heben, als ob die Unterschenkel auf einem niedrigen Tisch lägen. Die Füße strecken, sie sind »gepointet«. Mit dem Ausatmen die Körpermitte anspannen, den Kopf und die Schultern vom Boden lösen und die Arme nach vorn strecken. Mit dem Einatmen mit den Armen 5 kleine Pumpbewegungen ausführen, wie wenn du einen Basketball prellen würdest; der Körper bleibt stabil. Mit dem Ausatmen nochmals 5 kleine Pumpbewegungen ausführen.

2 • 5-mal auf jeder Seite • Double Leg Lift – Seitliches Beinheben
In der Seitenlage einatmen, mit dem Ausatmen die Körpermitte anspannen und die geschlossenen Beine Richtung Decke heben. Die Beine möglichst bis in die Zehenspitzen strecken, dabei darauf achten, dass der Oberkörper nicht einknickt. Mit dem Einatmen die Beine kontrolliert absenken, ohne den Boden zu berühren, und gleich wieder anheben. Der Körper muss während der ganzen Übung stabil bleiben, nur die Beine bewegen sich.

3 • 2- bis 3-mal pro Bein • Leg Pull Front – Plank mit Beinheben
Im Vierfüßlerstand mit dem Einatmen zuerst das eine, dann das andere Bein nach hinten strecken und auf den Zehen abstützen. Darauf achten, dass Schultern, Hüften, Knie und Knöchel eine gerade Linie bilden. Mit dem Ausatmen die Körpermitte und die Gesäßmuskeln anspannen. Mit dem Einatmen ein Bein gestreckt etwa 30 Zentimeter hochheben, der Fuß ist gestreckt – »point«. Mit dem Ausatmen das Bein in einer kontrollierten Bewegung senken und wieder auf den Zehen abstellen.

1

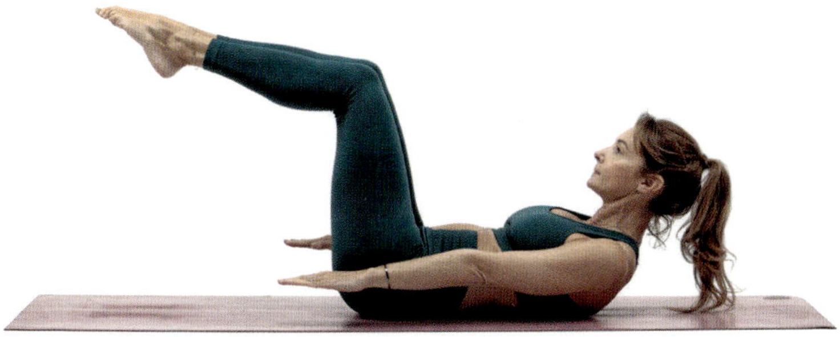

2

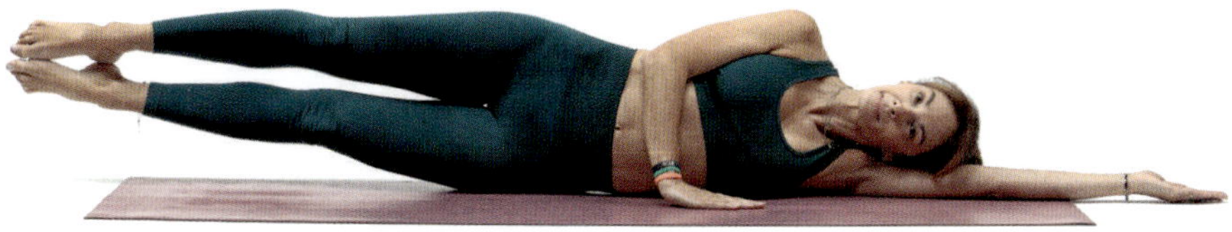

3

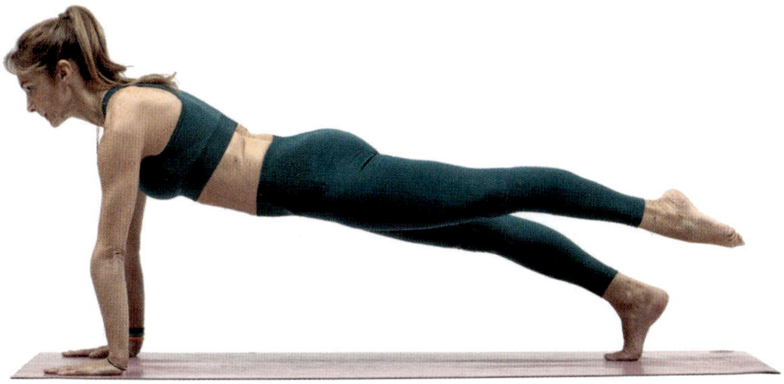

Profis Workout 10

9–12 Minuten

1 • 5-mal • Roll-up – Hochrollen nach vorn

Auf den Rücken legen und die Arme nach hinten strecken, die Handflächen zeigen zueinander. Die Beine nach vorn ausstrecken, die Zehen Richtung Schienbeine ziehen. Mit dem Einatmen die gestreckten Arme nach oben führen. Mit dem Ausatmen die Körpermitte anspannen, das Kinn leicht senken und erst den Kopf und dann den oberen Rücken anheben. Die Wirbelsäule weiter aufrollen, dafür den Rücken rund machen, bis die Hände auf Höhe der Füße sind. Einatmen und mit dem Ausatmen das Becken nach hinten kippen. Wirbel für Wirbel wieder abrollen.

2 • 5- bis 10-mal • Single Straight Leg Stretch – Dehnung mit gestrecktem Bein

In der Rückenlage ein Bein zur Decke heben und so weit wie möglich oben umfassen. Das andere Bein in einem 45-Grad-Winkel (oder weniger, um die Bauchmuskulatur stärker zu beanspruchen) anheben. Mit dem Ausatmen die Körpermitte anspannen und das obere Bein 2-mal ein Stück Richtung Stirn ziehen. Mit dem Einatmen die gestreckten Beine wie eine Schere aneinander vorbeibewegen und dann das andere Bein umfassen. Mit dem Ausatmen dieses Bein 2-mal ein Stück weit Richtung Stirn ziehen. Mit dem Einatmen wieder die Beine scheren und auf diese Weise fortfahren, ohne zu pausieren.

3 • 2- bis 3-mal pro Bein • Leg Pull Front – Plank mit Beinheben

Im Vierfüßlerstand mit dem Einatmen zuerst das eine, dann das andere Bein nach hinten strecken und auf den Zehen abstützen. Darauf achten, dass Schultern, Hüften, Knie und Knöchel eine gerade Linie bilden. Mit dem Ausatmen die Körpermitte und die Gesäßmuskeln anspannen. Mit dem Einatmen ein Bein gestreckt etwa 30 Zentimeter hochheben, der Fuß ist gestreckt. Mit dem Ausatmen das Bein in einer kontrollierten Bewegung senken und wieder auf den Zehen abstellen.

1

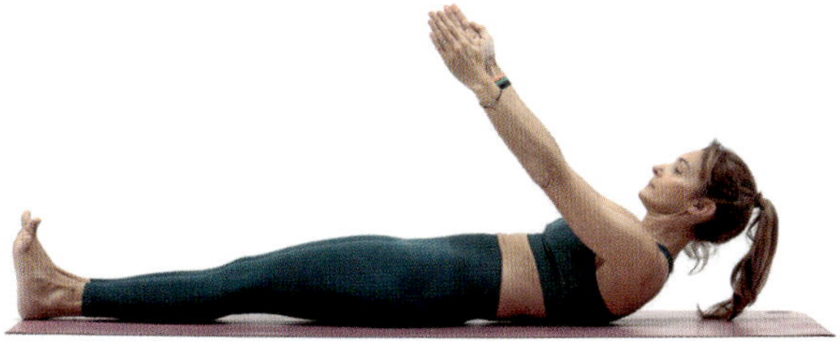

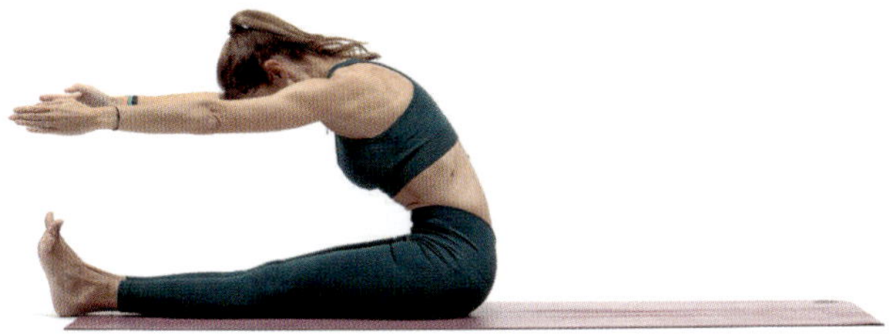

2

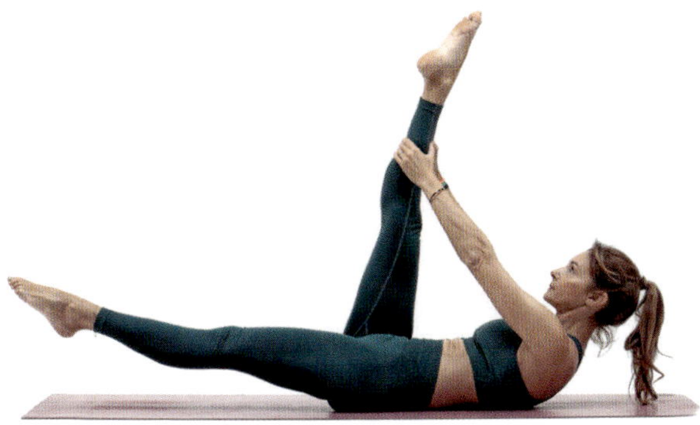

3

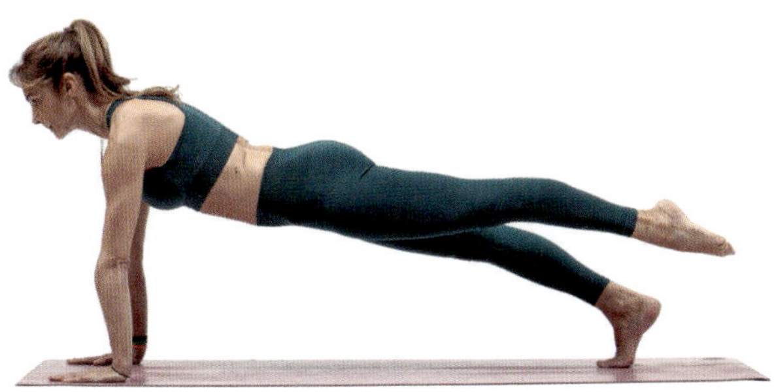

Profis Workout 11

9–12 Minuten

1 • 5-mal • Roll-up – Hochrollen nach vorn

Auf den Rücken legen und die Arme nach hinten strecken, die Handflächen zeigen zueinander. Die Beine nach vorn ausstrecken, die Zehen Richtung Schienbeine ziehen, die Füße sind »flex«. Mit dem Einatmen die gestreckten Arme nach oben führen. Mit dem Ausatmen die Körpermitte anspannen, das Kinn leicht senken und erst den Kopf und dann den oberen Rücken anheben. Die Wirbelsäule weiter aufrollen, dafür den Rücken rund machen, bis die Hände auf Höhe der Füße sind. Einatmen und mit dem Ausatmen das Becken nach hinten kippen. Wirbel für Wirbel wieder abrollen.

2 • 5-mal • Single Straight Leg Stretch – Dehnung mit gestrecktem Bein

In der Rückenlage ein Bein zur Decke heben und so weit oben wie möglich umfassen. Das andere Bein in einem Winkel von ungefähr 45 Grad (oder weniger, um die Bauchmuskulatur stärker zu beanspruchen) anheben. Mit dem Ausatmen die Körpermitte anspannen und das rechte Bein 2-mal ein Stück Richtung Stirn ziehen. Mit dem Einatmen die gestreckten Beine wie eine Schere aneinander vorbeibewegen und dann das andere Bein umfassen. Mit dem Ausatmen nun dieses Bein 2-mal ein Stück weit Richtung Stirn ziehen. Mit dem Einatmen die Beine wieder scheren und auf diese Weise fortfahren, ohne zu pausieren.

3 • 5- bis 10-mal • Double Leg Stretch 1 – Dehnung mit beiden Beinen, Arme nach vorn

In der Rückenlage die angewinkelten Beine Richtung Brust ziehen und die Hände auf die Schienbeine legen. Mit dem Einatmen die Körpermitte anspannen und gleichzeitig die Arme auf Schulterhöhe sowie die Beine in einem Winkel von 45 Grad (oder mehr, wenn sich der untere Rücken von der Matte hebt) nach vorn strecken. Mit dem Ausatmen die Knie wieder Richtung Brust ziehen und die Hände auf die Schienbeine legen. Die Kraft kommt aus den Bauchmuskeln.

1

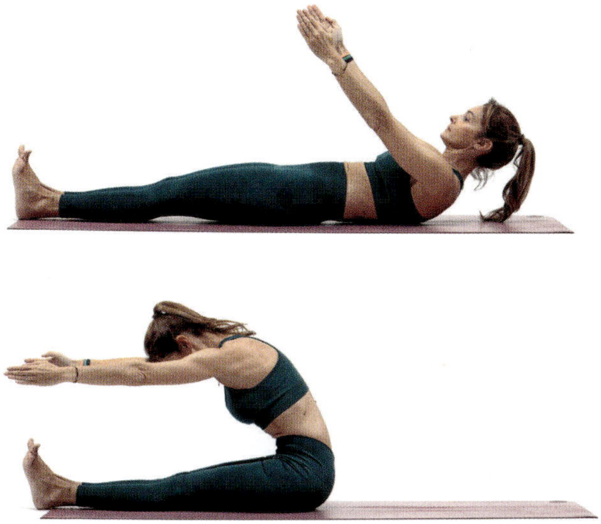

2

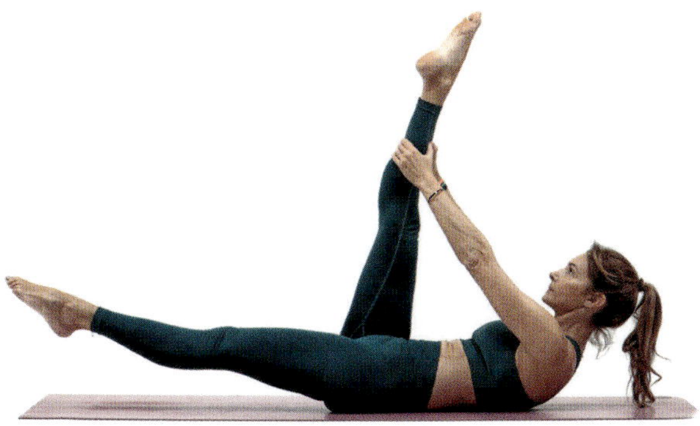

3

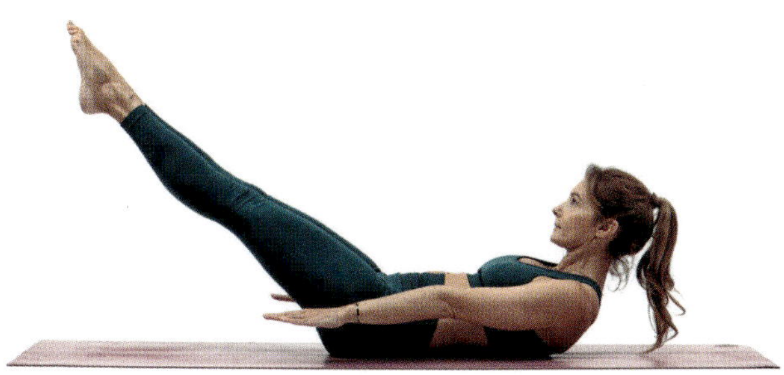

Profis Workout 12

9–12 Minuten

1 • 10 komplette Atemzüge à 10 Pumpbewegungen = 100 •
The Hundred 2 – Die Hundert mit gestreckten Beinen
In der Rückenlage mit dem Einatmen die Beine in einem Winkel von ungefähr 60 Grad nach oben strecken, die Füße dabei strecken. Wenn nötig, den Winkel vergrößern, damit das Becken stabil bleibt. Mit dem Ausatmen die Körpermitte anspannen, den Kopf und die Schultern vom Boden lösen und die Arme nach vorn strecken. Mit dem Einatmen mit den Armen 5 kleine Pumpbewegungen ausführen; der Körper bleibt stabil. Mit dem Ausatmen nochmals 5 kleine Pumpbewegungen ausführen.

2 • 5- bis 10-mal • Double Leg Stretch 2 – Dehnung mit beiden Beinen, Arme nach hinten
In der Rückenlage die angewinkelten Beine Richtung Brust ziehen und die Hände auf die Schienbeine legen. Mit dem Einatmen die Körpermitte anspannen und gleichzeitig die Arme in der Verlängerung des Oberkörpers nach hinten sowie die Beine in einem Winkel von ungefähr 45 Grad nach vorn strecken. Mit dem Ausatmen die Knie wieder Richtung Brust ziehen, die Arme in einer Kreisbewegung über die Seiten zurückführen und die Hände wieder auf die Schienbeine legen.

3 • 5-mal pro Bein • Leg Pull back – Rückwärts-Plank mit Beinheben
Im Sitzen die Beine geschlossen nach vorn strecken. Die Hände hinter dem Becken auf dem Boden platzieren, die Finger zeigen nach vorn oder zur Seite. Mit dem Einatmen Hände und Fersen in den Boden drücken. Mit dem Ausatmen die Körpermitte anspannen und das Becken hochheben, sodass der Körper eine gerade Linie bildet. Das Kinn leicht zum Brustbein senken. Mit dem Einatmen ein Bein mit gestrecktem Fuß heben, das Becken bleibt stabil und die Hüftknochen bleiben auf gleicher Höhe. Mit dem Ausatmen das Bein senken. Die angespannten Bauchmuskeln sorgen dafür, dass das Becken sich nicht bewegt. Auf der anderen Seite wiederholen.

1

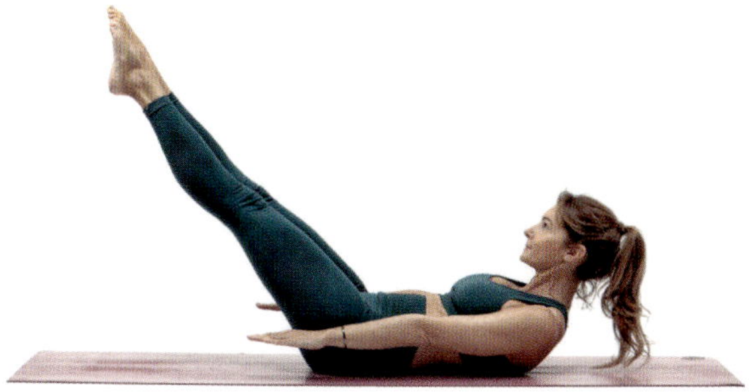

2

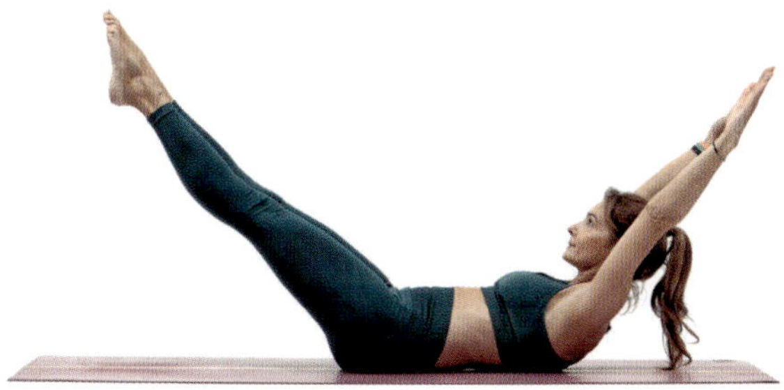

3

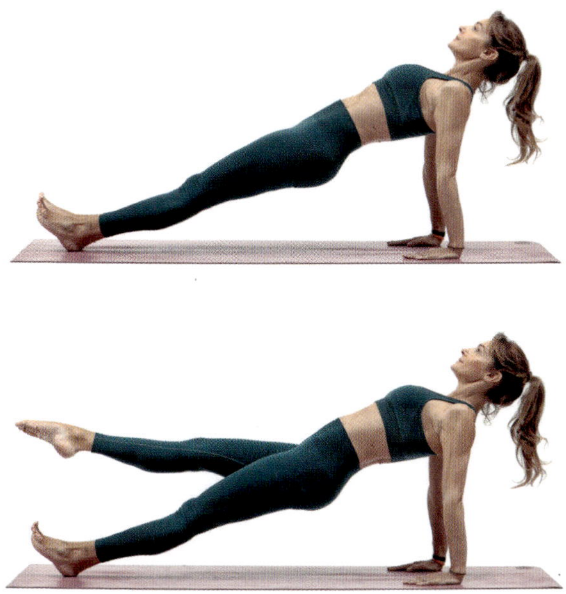

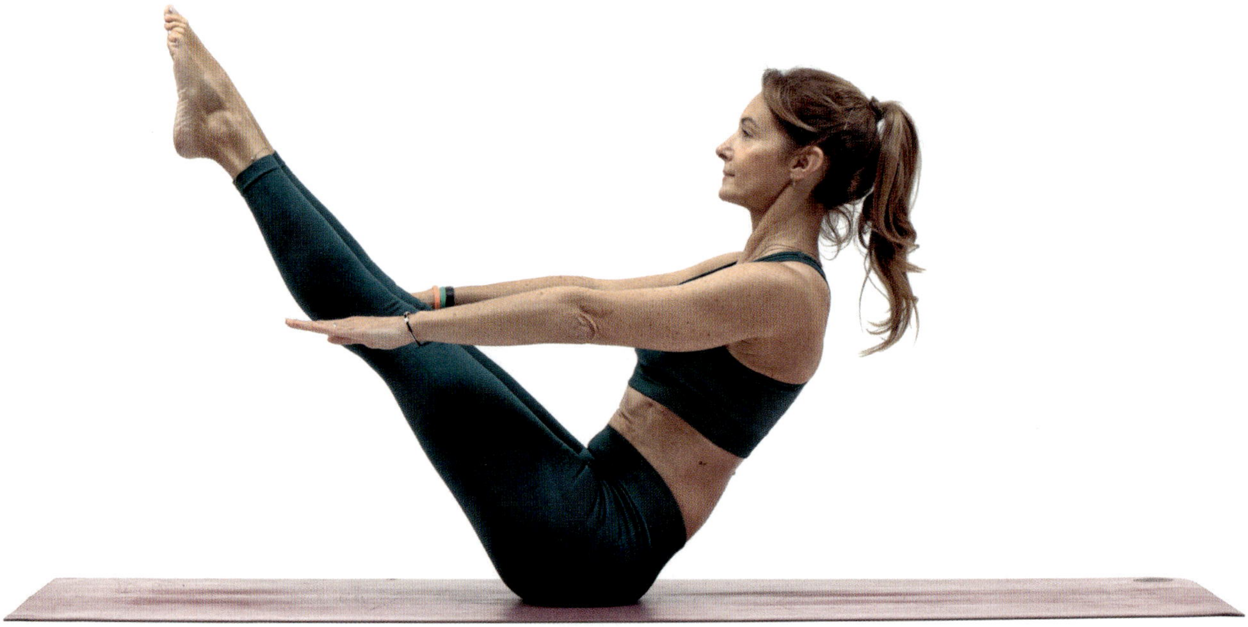

Starker und beweglicher Rücken

Vorbereitung Workout 1

9–12 Minuten

1 • 5- bis 10-mal pro Arm • Back Stabilization 1 – Stabilisierung des Rückens

In der Rückenlage die Ellbogen leicht anwinkeln und einatmen. Mit dem Ausatmen die Körpermitte anspannen und einen Arm wie beim Rückenschwimmen nach hinten führen, um den Handrücken auf den Boden zu legen. Die Wirbelsäule bleibt in neutraler Position. Den Bewegungsradius reduzieren, falls sich der untere Rücken wölbt und weiter vom Boden löst. Mit dem Einatmen den Arm in einer kontrollierten Bewegung in die Ausgangsposition zurückführen, ohne den Oberkörper zu bewegen.

2 • 3-mal • Pelvic Curl 1 – Beckenheben mit Kissen oder Handtuch

In der Rückenlage ein Kissen oder ein gefaltetes Handtuch zwischen die Knie klemmen. Mit dem Ausatmen die Körpermitte anspannen, dabei das Kissen mit den Knien zusammenpressen. Das Steißbein anheben, dafür das Schambein Richtung Nabel ziehen. Mit dem Einatmen das Steißbein auf den Boden zurücksenken. Mit dem Ausatmen das Steißbein und dann den unteren Rücken anheben, mit dem nächsten Einatmen kontrolliert wieder abrollen. Auf diese Weise fortfahren und den Rücken allmählich immer weiter nach oben rollen, bis schließlich nur noch die Schulterblätter als Auflagefläche dienen. Bewusst der Bewegung jedes einzelnen Wirbels nachspüren.

3 • 5-mal • Spine Stretch 1 – Dehnung der Wirbelsäule für Einsteiger

Im Sitzen Kopf und Rücken gerade aufrichten, die Beine nach vorn strecken oder leicht beugen, die Füße mit einem hüftbreiten Abstand »flexen«. Die Handflächen neben dem Oberkörper aufstützen. Mit dem Einatmen die Wirbelsäule lang strecken. Mit dem Ausatmen den Nabel nach innen ziehen, das Kinn auf die Brust senken und Kopf und Nacken so weit wie möglich einrollen. Einatmen und mit dem nächsten Ausatmen den Nabel nach innen ziehen und Kopf und Nacken Wirbel für Wirbel wieder aufrollen.

1

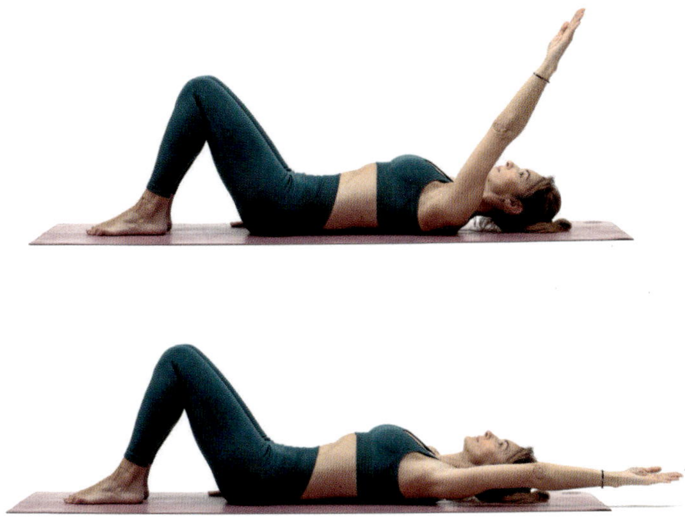

2

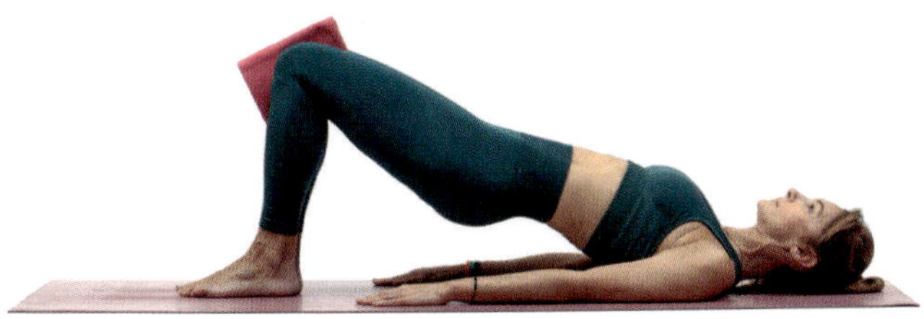

3

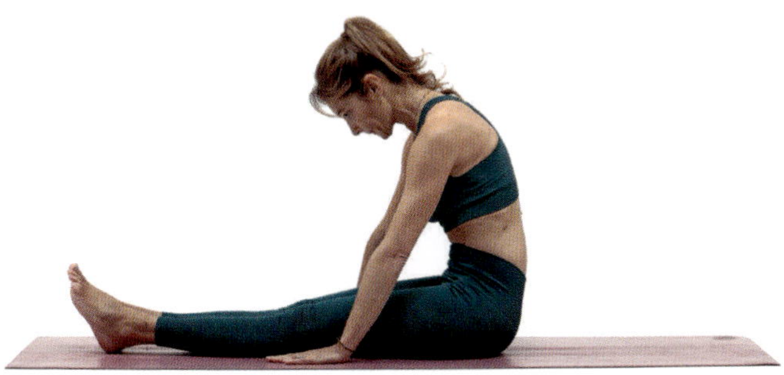

Vorbereitung Workout 2

9–12 Minuten

1 • 5-mal pro Bein • Back Stabilization 2 – Stabilisierung des Rückens

In der Rückenlage einatmen. Mit dem Ausatmen die Körpermitte anspannen, ein Bein über den Boden nach vorn gleiten lassen und gleichzeitig die Arme wie beim Rückenschwimmen nach hinten führen, bis die Handrücken möglichst auf dem Boden liegen. Die Wirbelsäule bleibt in neutraler Position. Mit dem Einatmen das Bein und die Arme in einer kontrollierten Bewegung zurück in die Ausgangsposition führen, die gespannten Bauchmuskeln sorgen dafür, dass der Oberkörper sich nicht bewegt.

2 • 3-mal zu jeder Seite • Spine Twist 1 – Drehung der Wirbelsäule

Im Sitzen Kopf und Rücken gerade aufrichten, die Beine geschlossen nach vorn ausstrecken und die Füße »flexen«. Die Arme vor der Brust überkreuzen. Mit dem Einatmen die Wirbelsäule lang strecken. Mit dem Ausatmen die Körpermitte anspannen und den Oberkörper zu einer Seite drehen. Das Becken bleibt stabil und die Füße bleiben auf gleicher Höhe. Mit dem Einatmen in die Mitte zurückkehren. Mit dem Ausatmen den Oberkörper zur anderen Seite drehen.

3 • 5-mal • Back Extension 1 – Kraft im Rücken für Einsteiger

In der Bauchlage die Handflächen seitlich an die Oberschenkel legen und die Wirbelsäule lang strecken. Mit dem Ausatmen die Körpermitte anspannen und mit der Kraft der Rücken- und Bauchmuskulatur den Kopf und den oberen Rücken anheben. Die Schultern nach unten und nach hinten ziehen. Der Kopf befindet sich in der Verlängerung des Rückens. Mit dem Einatmen den Oberkörper in einer kontrollierten Bewegung auf den Boden absenken. Die Kraft kommt aus der Körpermitte.

1

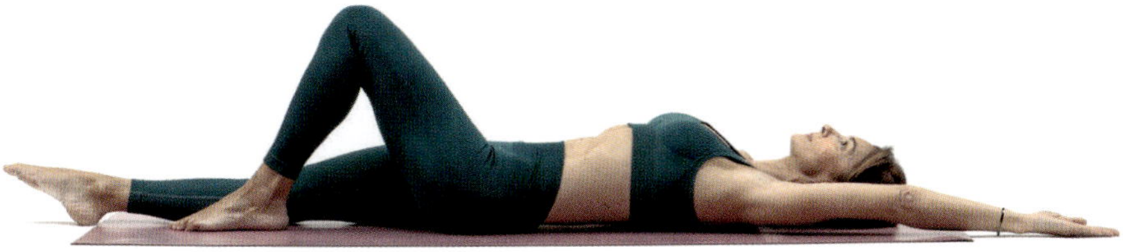

2

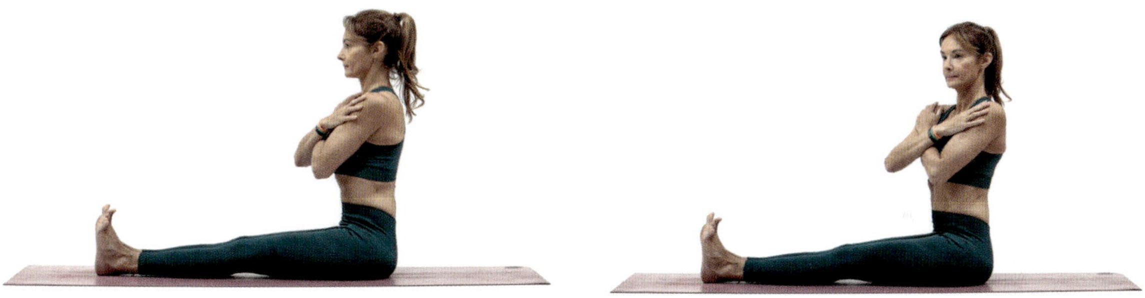

3

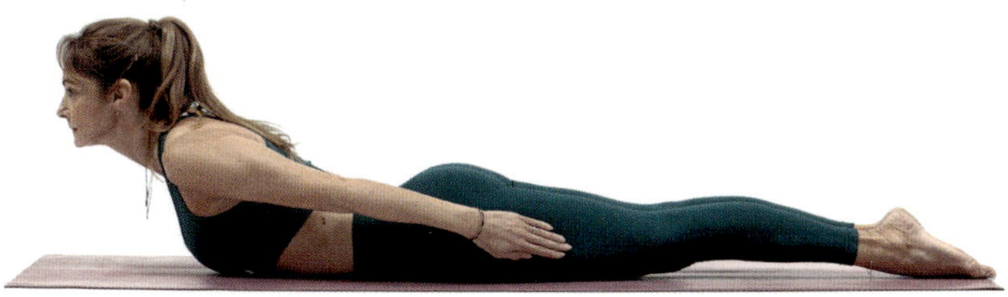

Vorbereitung Workout 3

9–12 Minuten

1 • 3-mal • Pelvic Curl 1 – Beckenheben mit Kissen oder Handtuch

In der Rückenlage ein Kissen oder ein gefaltetes Handtuch zwischen die Knie klemmen. Mit dem Ausatmen die Körpermitte anspannen, dabei das Kissen mit den Knien zusammenpressen. Das Steißbein anheben, dafür das Schambein Richtung Nabel ziehen. Mit dem Einatmen das Steißbein auf den Boden zurücksenken. Mit dem Ausatmen das Steißbein und dann den unteren Rücken anheben, mit dem nächsten Einatmen kontrolliert wieder abrollen. Auf diese Weise fortfahren und den Rücken allmählich immer weiter nach oben rollen, bis schließlich nur noch die Schulterblätter als Auflagefläche dienen. Bewusst der Bewegung jedes einzelnen Wirbels nachspüren.

2 • 5-mal pro Bein • Back Stabilization 2 – Stabilisierung des Rückens

In Rückenlage mit dem Ausatmen die Körpermitte anspannen, ein Bein über den Boden nach vorn gleiten lassen und gleichzeitig die Arme nach hinten führen, bis die Handrücken möglichst auf dem Boden liegen. Die Wirbelsäule bleibt in neutraler Position. Mit dem Einatmen das Bein und die Arme in einer kontrollierten Bewegung zurück in die Ausgangsposition führen, die gespannten Bauchmuskeln sorgen dafür, dass der Oberkörper sich nicht bewegt.

3 • 5-mal • Spine Stretch 1 – Dehnung der Wirbelsäule für Einsteiger

Im Sitzen Kopf und Rücken gerade aufrichten, die Beine nach vorn strecken oder leicht beugen, die Füße mit einem hüftbreiten Abstand »flexen«. Die Handflächen neben dem Oberkörper aufstützen. Mit dem Einatmen die Wirbelsäule lang strecken. Mit dem Ausatmen den Nabel nach innen ziehen, das Kinn auf die Brust senken und Kopf und Nacken so weit wie möglich einrollen. Einatmen und mit dem Ausatmen den Nabel nach innen ziehen und Kopf und Nacken Wirbel für Wirbel wieder aufrollen.

1

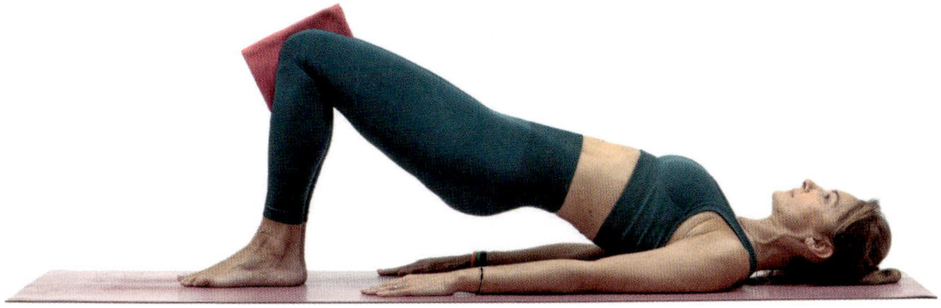

2

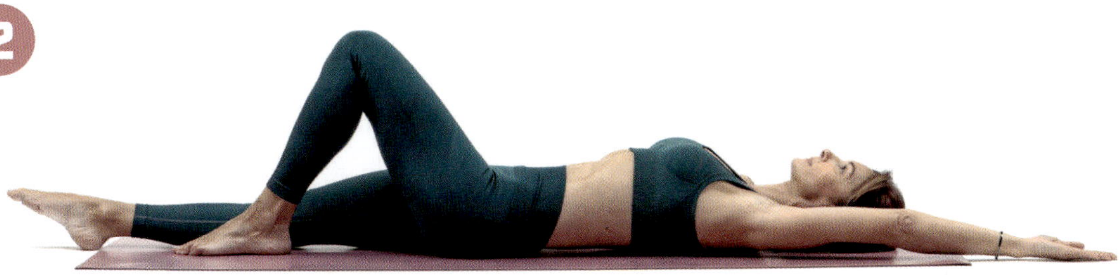

3

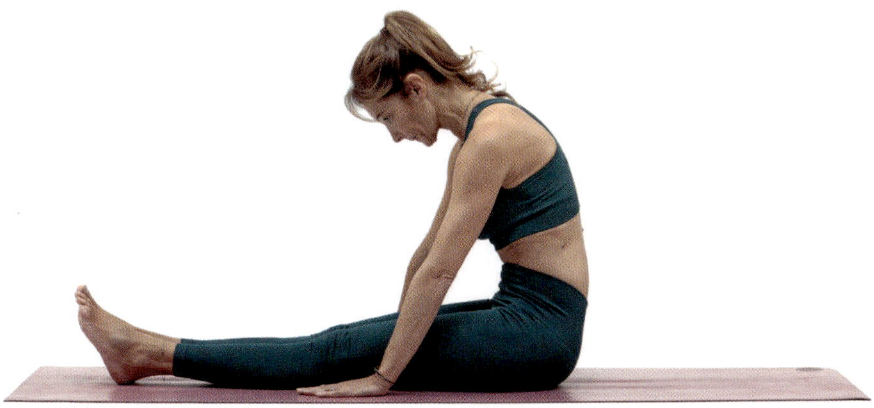

Einsteiger Workout 4

9–12 Minuten

1 • 5-mal • Cat Stretch – Katzenbuckel

Im Vierfüßlerstand einatmen und die Wirbelsäule lang strecken. Ausatmen, die Körpermitte anspannen und nacheinander das Becken, den Rücken und die Schultern zu einem Katzenbuckel einrollen, den Blick auf die Oberschenkel richten. Mit dem Einatmen den unteren, dann den mittleren und den oberen Rücken nach unten wölben und zur Decke schauen. Zwischen den beiden Positionen in einer fließenden Bewegung hin und her wechseln.

2 • 5-mal • Standing Forward Bend – Rücken abrollen im Stand

Im Stand den Körper in die Länge aufrichten und mit dem Einatmen das Kinn senken, um den Nacken zu verlängern. Mit dem Ausatmen die Körpermitte anspannen und langsam erst den Nacken und dann die Wirbelsäule Richtung Boden abrollen. Wenn die Hände den Boden berühren, einatmen. Das ganze Gewicht des Oberkörpers und der Arme Richtung Boden sinken lassen. Mit dem Ausatmen Wirbel für Wirbel den Rücken wieder aufrollen, den Kopf zuletzt heben.

3 • 5-mal zu jeder Seite • Standing Side Bend – Seitliche Rumpfdehnung im Stehen

Im Stand den Körper in die Länge aufrichten. Mit dem Einatmen einen Arm über den Kopf heben, die Schulter bleibt unten. Mit dem Ausatmen die Körpermitte anspannen und den Oberkörper langsam zur Gegenseite neigen, dabei die Dehnung in der Körperseite spüren. Einatmen und mit dem nächsten Ausatmen in einer fließenden Bewegung in die Ausgangsposition zurückkommen. Wenn es schwerfällt, die korrekte Ausrichtung des Körpers beizubehalten, für diese Übung an eine Wand stellen und Gesäß, Rücken und Schultern in Kontakt mit der Wand halten.

1

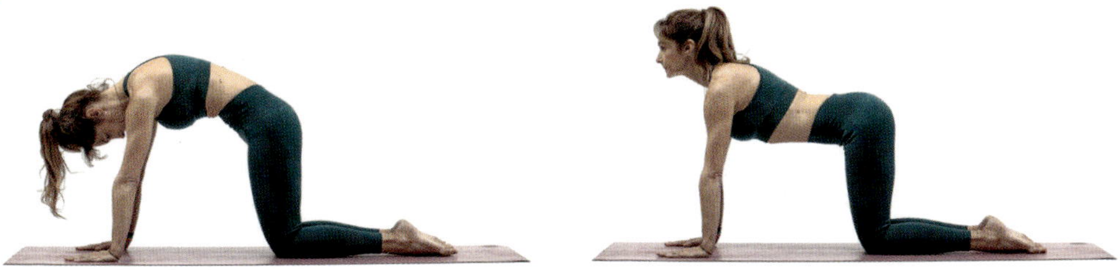

2

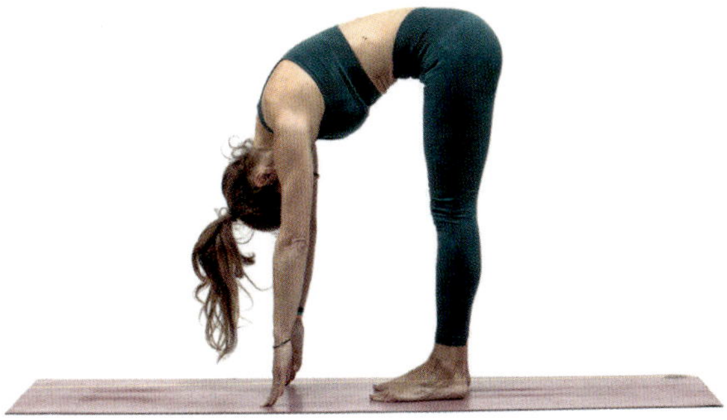

3

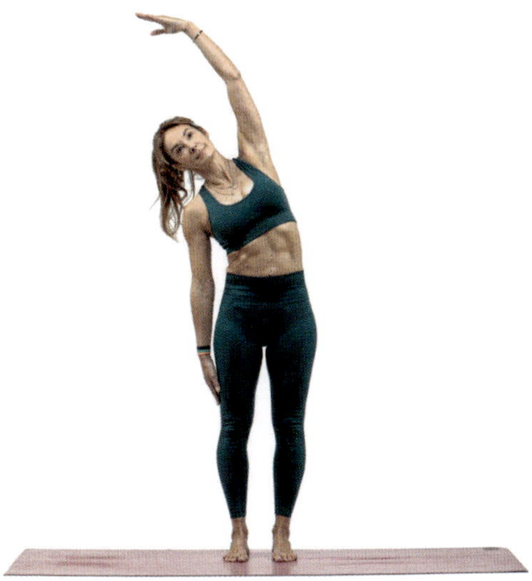

Einsteiger Workout 5

9–12 Minuten

1 • 5- bis 10-mal • Roll-down 1 – Einrollen nach hinten mit Unterstützung

Im Sitzen Kopf und Rücken gerade aufrichten, die Beine anwinkeln und die Füße hüftbreit aufstellen. Mit den Händen die Kniekehlen greifen, die Schultern bleiben unten. Mit dem Einatmen die Wirbelsäule lang strecken. Mit dem Ausatmen die Körpermitte anspannen, das Becken nach hinten kippen lassen und den Rücken Wirbel für Wirbel in einer fließenden Bewegung abrollen. Die Hände gleiten dabei an den Oberschenkeln entlang. Einatmen und mit dem Ausatmen die Körpermitte anspannen und in einer fließenden Bewegung wieder aufrollen.

2 • 5- bis 10-mal • Rolling like a Ball – Rollen wie ein Ball

Im Sitzen die Beine anwinkeln. Die Schienbeine umfassen und die Knie zur Brust ziehen. Das Becken nach hinten kippen und den Rücken zu einem »C« runden. Das Körpergewicht hinter die Sitzhöcker verlagern, sodass die Füße den Bodenkontakt verlieren. In dieser Position das Gleichgewicht finden. Mit dem Einatmen die Körpermitte anspannen und den Körper nach hinten rollen lassen. Mit dem Ausatmen nach vorn in die Ausgangsposition zurückkommen, ohne die Füße auf dem Boden abzusetzen. Die Kraft kommt aus den Bauchmuskeln. Wiederholen, ohne die Bewegung zu unterbrechen.

3 • 5-mal • Back Extension 2 – Kraft im Rücken

In der Bauchlage die Ellbogen anwinkeln und die Stirn auf die Hände legen. Mit dem Einatmen den Nacken lang strecken. Mit dem Ausatmen die Körpermitte anspannen, Kopf und Arme ein Stück weit vom Boden anheben. Die Schulterblätter tief halten und nach hinten Richtung Gesäß ziehen, der Kopf bleibt in der Verlängerung des Rückens. Mit dem Einatmen in einer kontrollierten Bewegung in die Ausgangsposition zurückkehren. Die Kraft kommt aus den Bauchmuskeln.

1

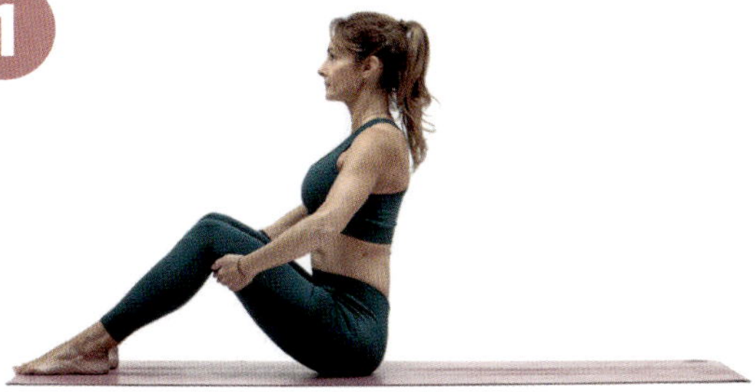

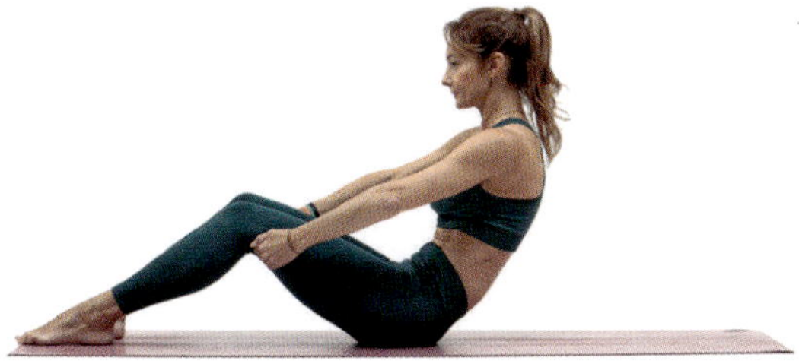

2

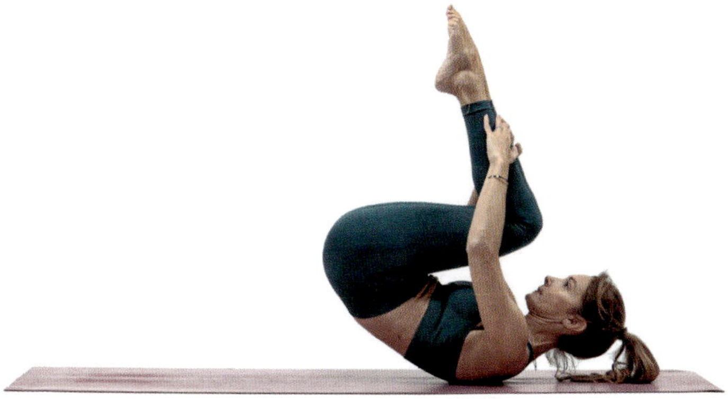

3

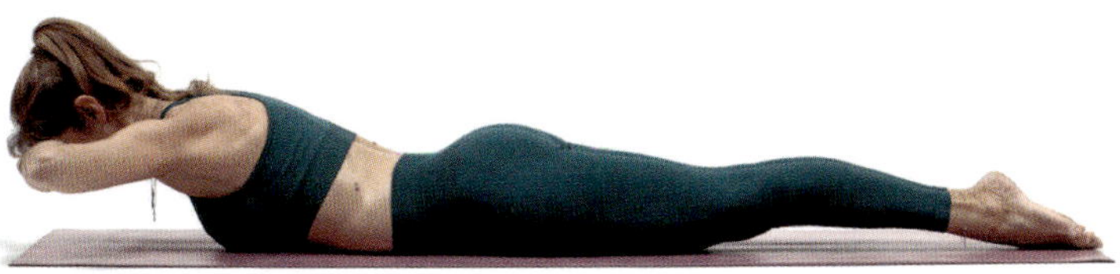

Einsteiger Workout 6 9–12 Minuten

1 • 5- bis 10-mal • Pelvic Curl 2 – Beckenheben

In der Rückenlage einatmen. Mit dem Ausatmen die Körpermitte anspannen und nacheinander das Becken, die Lendenwirbelsäule und den mittleren Rücken Wirbel für Wirbel anheben, bis nur noch die Schulterblätter auf dem Boden aufliegen. Mit dem Einatmen Füße und Arme in den Boden drücken, um Schultern, Becken und Knie korrekt in einer Linie auszurichten. Mit dem Ausatmen den Rücken Wirbel für Wirbel wieder zum Boden abrollen.

2 • 5-mal • Knee Sway 2 – Knieschaukel

In der Rückenlage die Arme zu beiden Seiten ausbreiten und die Knie in einem 90-Grad-Winkel über die Hüften heben. Mit dem Einatmen die Beine langsam zu einer Seite senken, die Knie und Beine dabei geschlossen halten. Die Schultern bleiben auf dem Boden. Mit dem Ausatmen die Beine in einer kontrollierten Bewegung langsam wieder in die Mitte zurückführen; die Kraft kommt die ganze Zeit aus den Bauchmuskeln. Mit dem Einatmen die Seite wechseln.

3 • 5-mal • Spine Stretch 2 – Dehnung der Wirbelsäule

Im Sitzen Kopf und Rücken gerade nach oben ausrichten, die Beine nach vorn strecken, die Füße hüftbreit »flexen«. Die Handflächen neben dem Oberkörper platzieren. Mit dem Einatmen die Wirbelsäule lang strecken. Mit dem Ausatmen das Kinn auf die Brust senken und den Kopf und den oberen Rücken einrollen, dabei den Nabel nach innen ziehen und die Hände nach vorn gleiten lassen. Spüren, wie sich die gerundete Wirbelsäule dank der angespannten Bauchmuskeln und der nach vorn gestreckten Arme auf der ganzen Länge dehnt. Mit dem Einatmen Wirbel für Wirbel aufrollen.

1

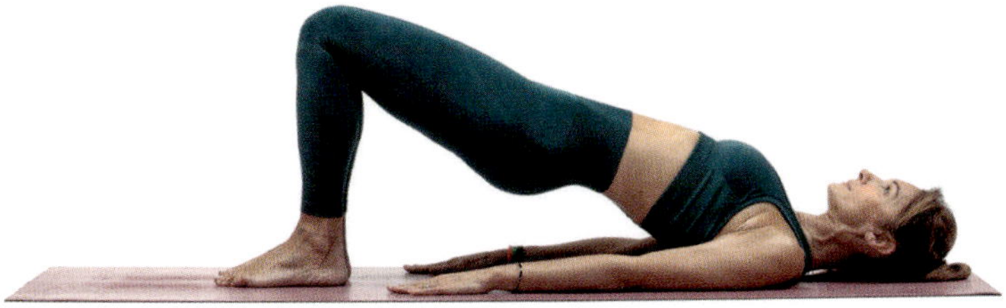

2

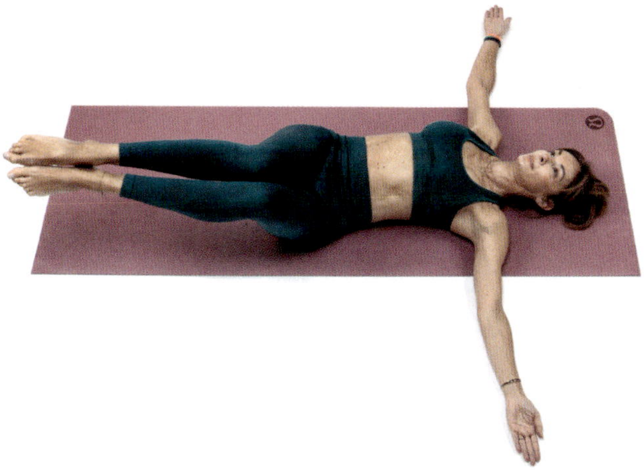

3

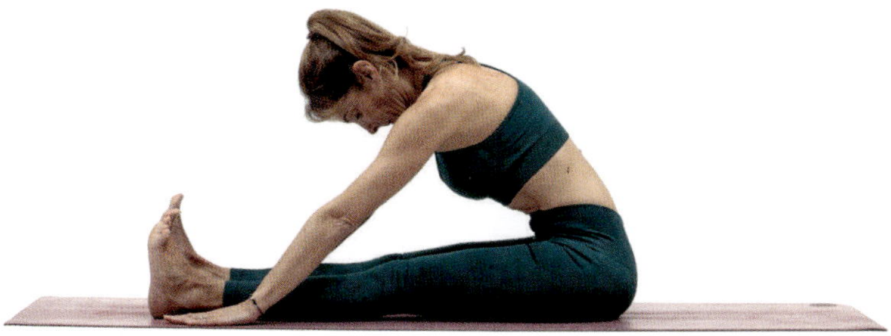

Fortgeschrittene **Workout 7** 9–12 Minuten

1 • 5- bis 10-mal • Roll-down 2 – Nach hinten und wieder nach oben rollen
Im Sitzen Kopf und Rücken gerade aufrichten, die Beine nach vorn strecken und die Füße, hüftbreit geöffnet, »flexen«. Die Arme auf Schulterhöhe nach vorn strecken, die Handflächen zeigen zueinander. Mit dem Einatmen die Wirbelsäule lang strecken. Mit dem Ausatmen die Körpermitte anspannen, das Becken nach hinten kippen lassen und den Rücken Wirbel für Wirbel in einer fließenden Bewegung abrollen, bis er auf dem Boden liegt. Einatmen und die Arme weiterhin senkrecht nach vorn halten. Mit dem Ausatmen die Körpermitte anspannen und wieder aufrollen.

2 • 10 Atemzüge • Swimming – Schwimmen
In der Bauchlage die Arme nach vorn strecken und die Handflächen auf den Boden legen. Die Körpermitte anspannen und das Schambein in den Boden drücken. Dann die Brust anheben, der Kopf bleibt in der Verlängerung der Wirbelsäule, der Blick ist nach unten gerichtet. Die Arme und die Beine anheben. Mit dem Einatmen Arme und Beine 3-mal wie beim Schwimmen gegengleich auf und ab bewegen: das rechte Bein mit dem linken Arm und umgekehrt. Mit dem Ausatmen weitere 3 Schwimmbewegungen ausführen. Die Übung fortsetzen, ohne zu pausieren.

3 • 5-mal • Back Extension 3 – Kraft im Rücken für Fortgeschrittene
In der Bauchlage die Hände an die Oberschenkel anlegen. Mit dem Einatmen die Wirbelsäule lang strecken. Mit dem Ausatmen die Körpermitte anspannen und den Kopf, den oberen Rücken und die Beine anheben; die Kraft kommt aus den Bauchmuskeln. Die gesenkten Schultern Richtung Gesäß ziehen. Der Kopf befindet sich in der Verlängerung des Rückens. Mit dem Einatmen den Oberkörper und die Beine in einer kontrollierten Bewegung wieder absenken.

1

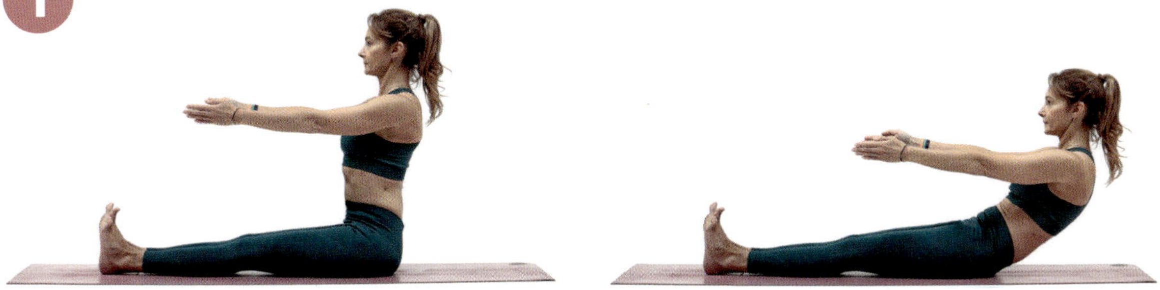

2

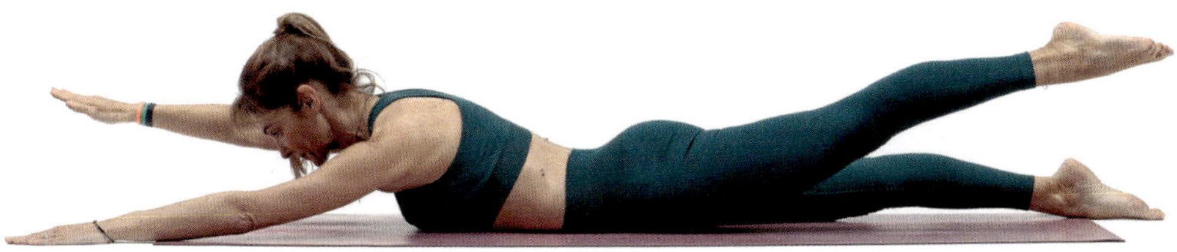

3

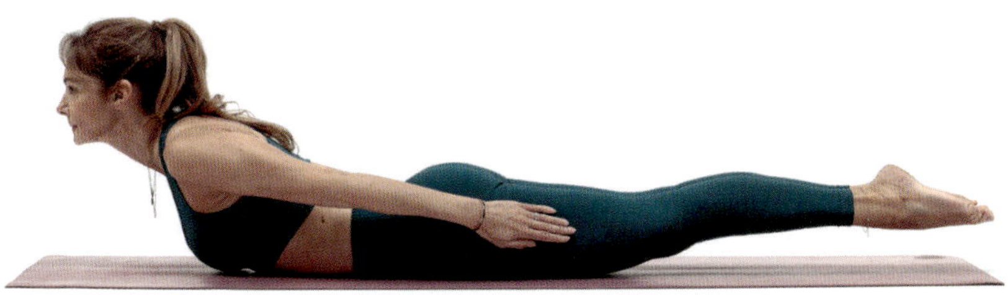

Fortgeschrittene **Workout 8** 9–12 Minuten

1 • 5- bis 10-mal • Shoulder Bridge 1 – Brücke mit angehobenen Armen

In Rückenlage mit dem Ausatmen die Körpermitte anspannen und Wirbel für Wirbel langsam das Becken, die Lendenwirbelsäule und den mittleren Rücken anheben, bis nur noch die Schulterblätter den Boden berühren. Mit dem Einatmen die Arme Richtung Decke strecken. Gleichzeitig die Füße in den Boden drücken, um Schultern, Becken und Knie in einer Linie auszurichten. Mit dem Ausatmen den Bauchnabel nach innen ziehen und den Rücken Wirbel für Wirbel wieder abrollen. Mit dem Einatmen die Arme in einer kontrollierten Bewegung wieder längs des Körpers ablegen.

2 • 5- bis 10-mal pro Bein • Side Kick, Front Kick and Back Kick – Seitenlage-Kick nach vorn und hinten

In der Seitenlage die Beine in einem Winkel von ungefähr 45 Grad diagonal nach vorn schieben, die Füße »flexen«. Wenn es bequemer ist, das Knie des unteren Beins leicht anwinkeln. Mit dem Ausatmen die Körpermitte anspannen und das obere Bein auf Hüfthöhe heben. Mit dem Einatmen so weit wie möglich nach vorn kicken, der Rest des Körpers bleibt stabil. Mit dem Ausatmen die Körpermitte anspannen und das gestreckte Bein nach hinten kicken. Den Fuß dabei strecken – »point«.

3 • 5- bis 8-mal • Spine Stretch 2 – Dehnung der Wirbelsäule

Im Sitzen Kopf und Rücken gerade aufrichten, die Beine nach vorn strecken, die Füße, hüftbreit auseinander platziert, »flexen«. Die Handflächen neben dem Oberkörper aufstützen. Mit dem Einatmen die Wirbelsäule lang strecken. Mit dem Ausatmen das Kinn auf die Brust senken und den Kopf und den oberen Rücken einrollen, dabei den Nabel nach innen ziehen und die Hände nach vorn gleiten lassen. Spüren, wie sich die gerundete Wirbelsäule dank der angespannten Bauchmuskeln und der nach vorn gestreckten Arme auf der ganzen Länge dehnt. Mit dem Einatmen Wirbel für Wirbel wieder aufrollen.

1

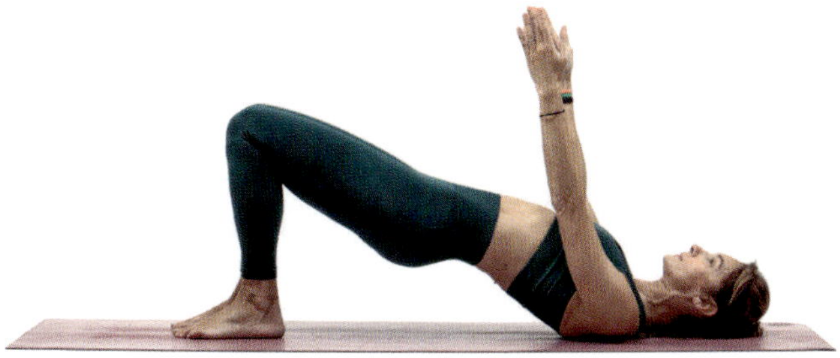

2

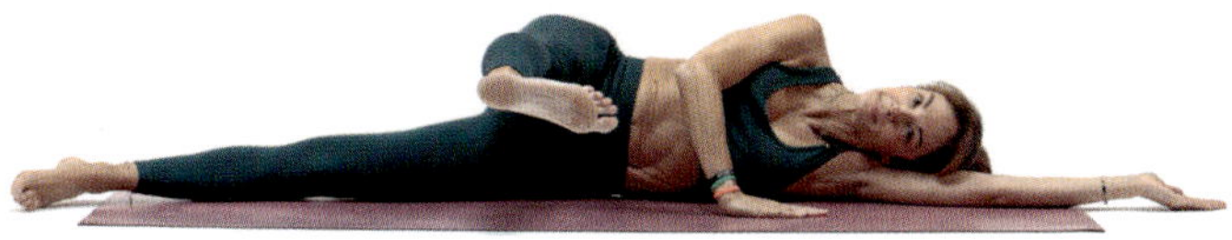

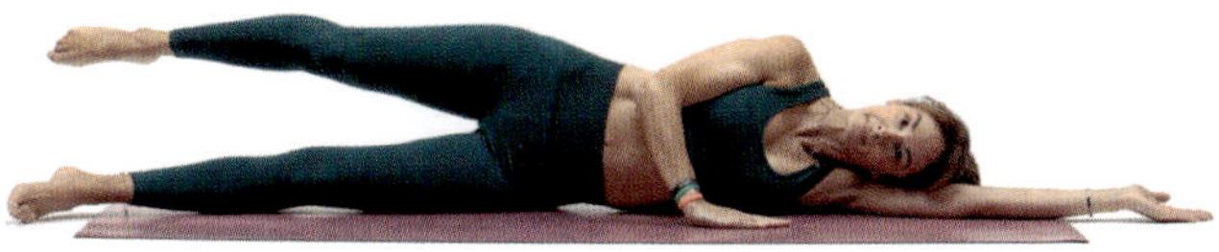

3

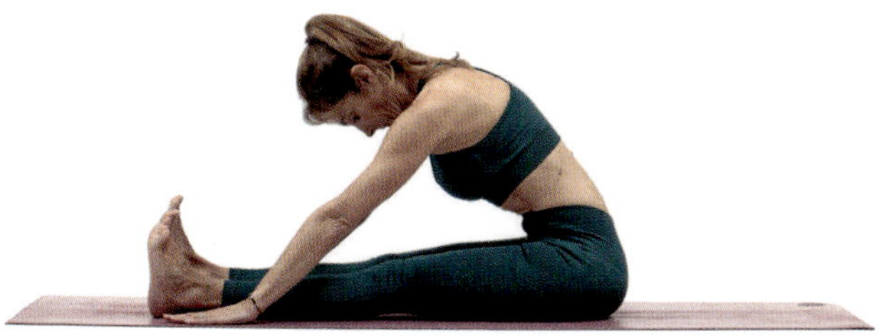

Fortgeschrittene Workout 9 9–12 Minuten

1 • 5- bis 10-mal • Roll-down 2 – Nach hinten und wieder nach oben rollen

Im Sitzen Kopf und Rücken gerade aufrichten, die Beine nach vorn ausstrecken und die Füße hüftbreit »flexen«. Die Arme auf Schulterhöhe nach vorn strecken, die Handflächen zeigen zueinander. Mit dem Einatmen die Wirbelsäule lang strecken. Mit dem Ausatmen die Körpermitte anspannen, das Becken nach hinten kippen lassen und den Rücken Wirbel für Wirbel in einer fließenden Bewegung abrollen, bis er auf dem Boden liegt. Einatmen und die Arme weiterhin senkrecht nach vorn halten. Mit dem Ausatmen die Körpermitte anspannen und wieder aufrollen.

2 • 5- bis 10-mal • Shoulder Bridge 1 – Brücke mit angehobenen Armen

In Rückenlage mit dem Ausatmen die Körpermitte anspannen und Wirbel für Wirbel langsam das Becken, die Lendenwirbelsäule und den mittleren Rücken anheben. Mit dem Einatmen die Arme Richtung Decke strecken. Gleichzeitig die Füße in den Boden drücken, um Schultern, Becken und Knie korrekt in einer Linie auszurichten. Mit dem Ausatmen den Bauchnabel nach innen ziehen und den Rücken Wirbel für Wirbel wieder auf den Boden ablegen. Mit dem Einatmen die Arme längs des Körpers ablegen.

3 • 5- bis 10-mal • Rolling like a Ball – Rollen wie ein Ball

Im Sitzen die Beine anwinkeln. Die Schienbeine umfassen und die Knie zur Brust ziehen. Das Becken nach hinten kippen und den Rücken zu einem »C« runden. Das Körpergewicht hinter die Sitzhöcker verlagern, sodass die Füße den Bodenkontakt verlieren. In dieser Position das Gleichgewicht finden. Mit dem Einatmen die Körpermitte anspannen und den Körper nach hinten rollen lassen. Mit dem Ausatmen nach vorn in die Ausgangsposition zurückkommen, ohne die Füße auf dem Boden abzusetzen. Die Kraft kommt aus den Bauchmuskeln. Wiederholen, ohne die Bewegung zu unterbrechen.

1

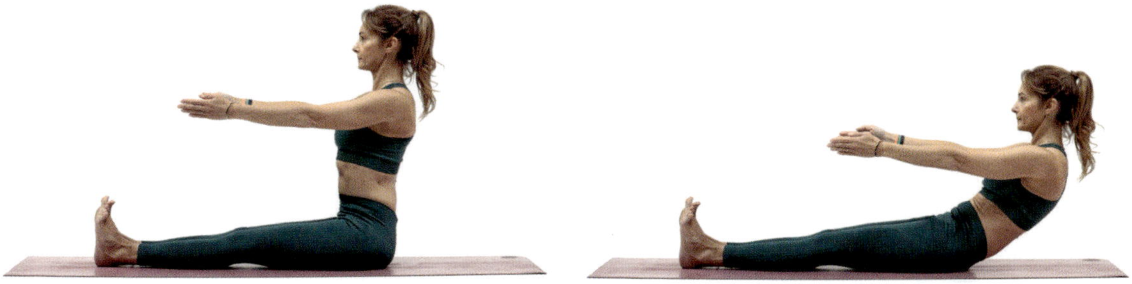

2

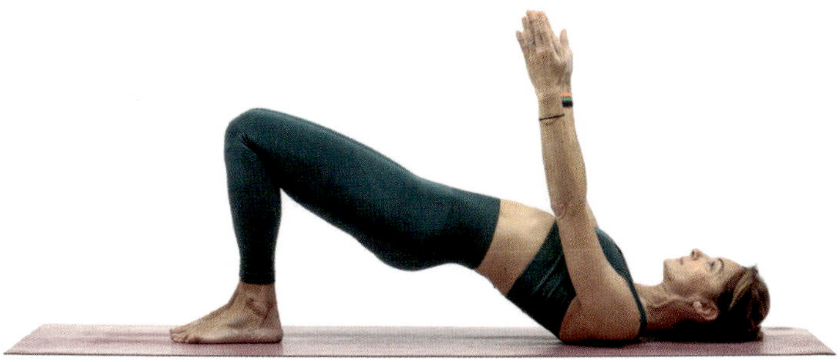

3

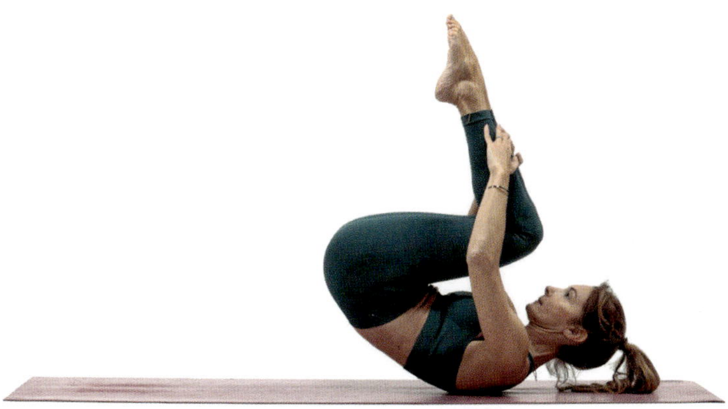

Profis Workout 10

9–12 Minuten

1 • 5-mal • Roll-up – Hochrollen nach vorn

Mit geschlossenen und gestreckten Beinen auf den Rücken legen, die Zehen Richtung Schienbeine ziehen. Die Arme nach hinten über den Kopf strecken, die Handflächen zeigen zueinander. Mit dem Einatmen die Arme senkrecht nach oben strecken. Mit dem Ausatmen die Körpermitte anspannen, das Kinn leicht senken und erst den Kopf und dann den oberen Rücken anheben. Die Wirbelsäule weiter aufrollen, bis die Hände auf Höhe der Füße sind. Einatmen und mit dem Ausatmen wieder zurück in die Ausgangsposition abrollen.

2 • 5- bis 10-mal • Rolling like a Ball – Rollen wie ein Ball

Im Sitzen die Beine anwinkeln. Die Schienbeine umfassen und die Knie zur Brust ziehen. Das Becken nach hinten kippen und den Rücken zu einem »C« runden. Das Körpergewicht hinter die Sitzhöcker verlagern, sodass die Füße den Bodenkontakt verlieren. In dieser Position das Gleichgewicht finden. Mit dem Einatmen die Körpermitte anspannen und den Körper nach hinten rollen lassen. Mit dem Ausatmen nach vorn in die Ausgangsposition zurückkommen, ohne die Füße auf dem Boden abzusetzen. Die Kraft kommt aus den Bauchmuskeln. Wiederholen, ohne die Bewegung zu unterbrechen.

3 • 3-mal • Swan – Der Schwan

In der Bauchlage die Beine hüftbreit öffnen. Die Hände neben der Brust auf den Boden stützen, die Arme sind angewinkelt und nah am Körper, die Ellbogen zeigen Richtung Füße. Mit dem Einatmen die Wirbelsäule lang strecken und Kopf und Brust anheben. Mit dem Ausatmen die Körpermitte anspannen und den Oberkörper mit den Händen von der Matte nach oben drücken. Einatmen und mit dem Ausatmen in einer kontrollierten Bewegung Bauch, Brust und Kopf wieder auf den Boden senken. Die Kraft kommt aus Rücken- und Bauchmuskulatur.

1

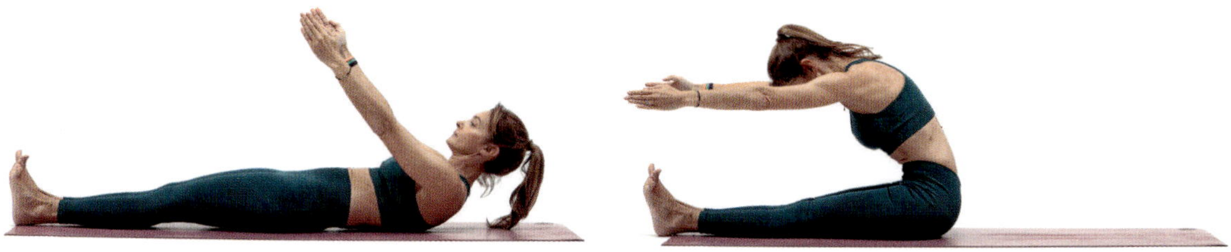

2

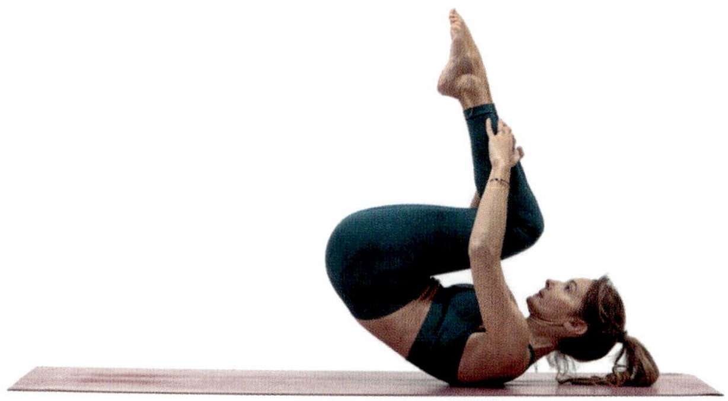

3

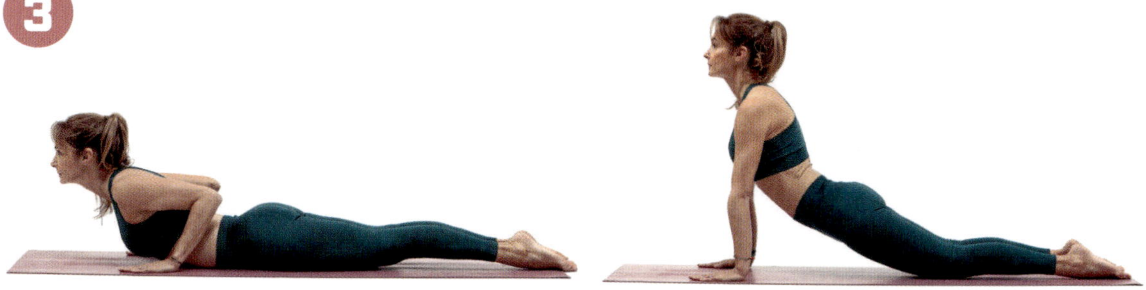

Profis Workout 11

9–12 Minuten

1 • 5- bis 10-mal pro Bein • Shoulder Bridge 2 – Brücke mit gestrecktem Bein

In der Rückenlage das Becken anheben. Ein Bein senkrecht nach oben strecken, der Fuß ist gestreckt – »point«. Mit dem Ausatmen die Körpermitte anspannen und das gestreckte Bein senken, bis es auf der gleichen Höhe wie das Knie des auf dem Boden abstützenden Beins ist. Den Fuß dabei »flexen«. Die Hüftknochen bleiben gerade. Mit dem Einatmen das gestreckte Bein wieder senkrecht nach oben heben.

2 • 5- bis 10-mal • Spine Twist 2 – Drehung der Wirbelsäule

Im Sitzen Kopf und Rücken gerade aufrichten, die Beine geschlossen nach vorn ausstrecken und die Füße »flexen«. Die Arme auf Schulterhöhe ausstrecken, die Handflächen zeigen zum Boden. Mit dem Einatmen die Wirbelsäule lang strecken. Mit dem Ausatmen die Körpermitte anspannen und den Oberkörper so weit wie möglich zu einer Seite drehen. Die Drehung geht vom unteren Teil der Wirbelsäule aus. Mit dem Einatmen in die Ausgangsposition zurückkehren und auf der anderen Seite wiederholen.

3 • 1- bis 3-mal • Rocking-Variante – Der Bogen

In der Bauchlage die Füße zum Gesäß ziehen und die Fußrücken umfassen. Mit dem Einatmen Kopf und Oberkörper anheben und gleichzeitig die Beine an den Füßen Richtung Kopf und nach oben ziehen. Spüren, wie sich die Knie automatisch leicht vom Boden lösen und der Brustkorb sich weitet. Mit dem Ausatmen die Körpermitte anspannen und 5 Atemzüge in dieser Position bleiben. Mit dem Einatmen Oberkörper und Kopf wieder abenken.

1

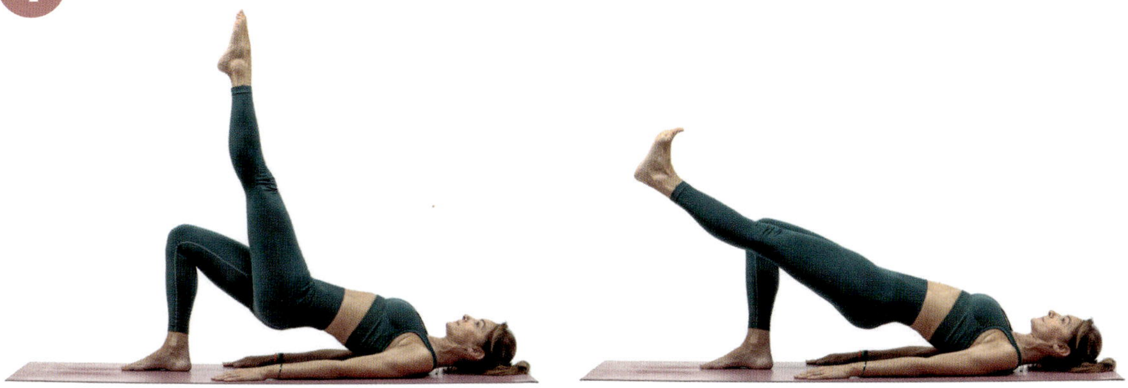

2

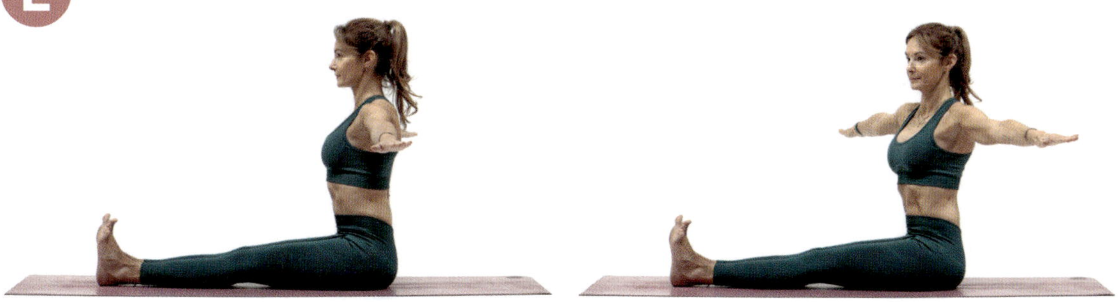

3

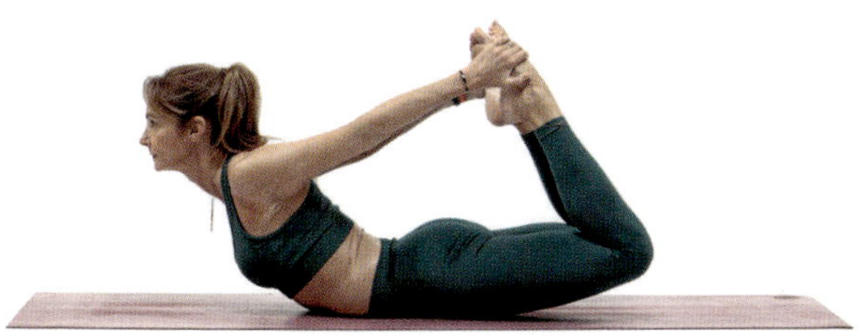

Profis Workout 12

9–12 Minuten

1 • 5-mal • Roll-up – Hochrollen nach vorn

Mit geschlossenen und gestreckten Beinen auf den Rücken legen, die Zehen Richtung Schienbeine ziehen, die Füße sind »flex«. Die Arme nach hinten über den Kopf strecken, die Handflächen zeigen zueinander. Mit dem Einatmen die Arme senkrecht nach oben strecken. Mit dem Ausatmen die Körpermitte anspannen, das Kinn leicht senken und erst den Kopf und dann den oberen Rücken anheben. Die Wirbelsäule weiter aufrollen, bis die Hände auf Höhe der Füße sind. Einatmen und mit dem Ausatmen Wirbel für Wirbel wieder abrollen.

2 • 5-mal • Teaser-Variante – Gleichgewicht in V-Position

Im Sitzen Kopf und Rücken gerade aufrichten, die Beine schließen und angewinkelt aufstellen. Mit den Händen nah der Knie an den Oberschenkelrückseiten festhalten, die Schultern tief. Das Körpergewicht hinter die Sitzhöcker verlagern, bis die Füße den Bodenkontakt verlieren, und das Gleichgewicht finden. Mit dem Ausatmen die Körpermitte anspannen und zuerst das eine, dann das andere Bein strecken. Einatmen und mit dem Ausatmen die Arme nach vorn strecken. Mit dem Einatmen die Knie beugen und mit den Händen wieder greifen. Mit dem Ausatmen Wirbel für Wirbel abrollen.

3 • 3-mal • Swan – Der Schwan

In der Bauchlage die Beine hüftbreit auseinander ablegen. Die Hände neben der Brust auf den Boden stützen, die Arme sind angewinkelt, die Ellbogen zeigen Richtung Füße. Mit dem Einatmen die Wirbelsäule lang strecken und Kopf und Brust anheben. Mit dem Ausatmen die Körpermitte anspannen und den Oberkörper mit den Händen von der Matte nach oben drücken. Einatmen und mit dem Ausatmen wieder auf den Boden senken. Die Kraft kommt aus Rücken- und Bauchmuskulatur.

1

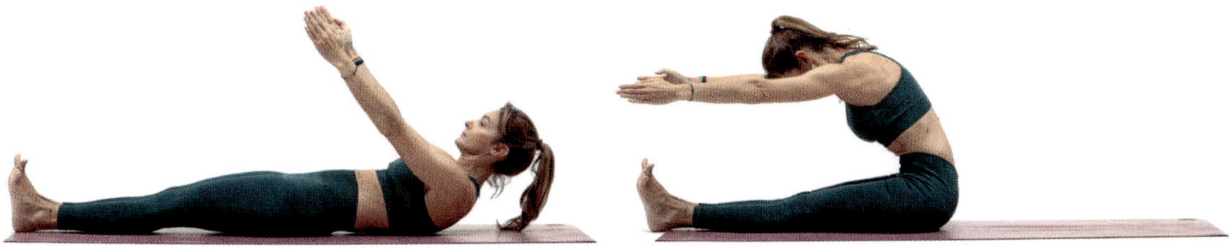

2

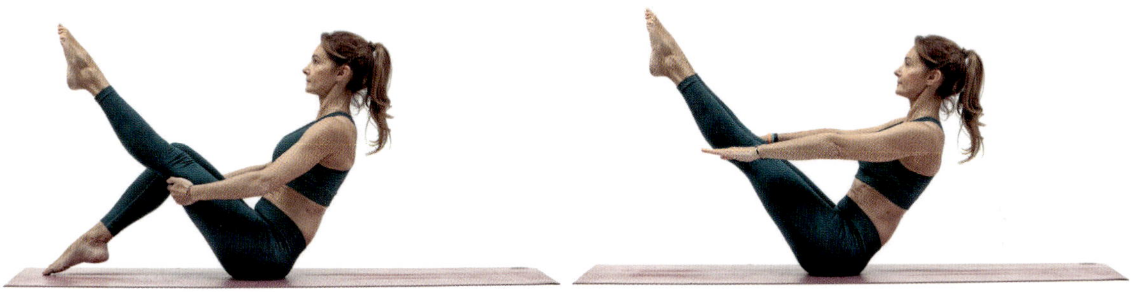

3

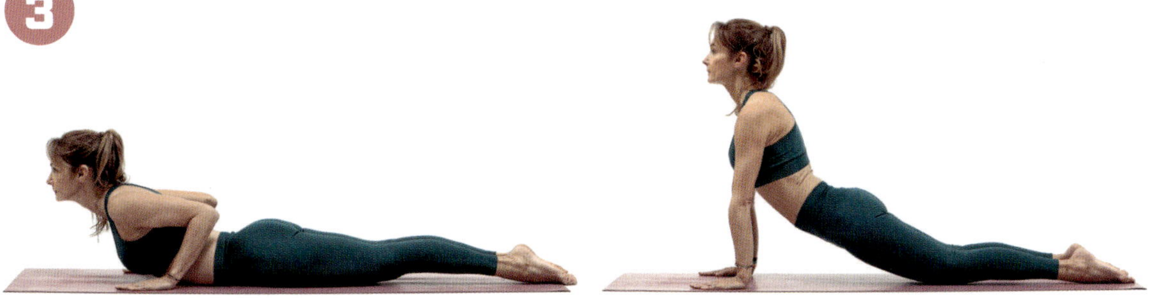

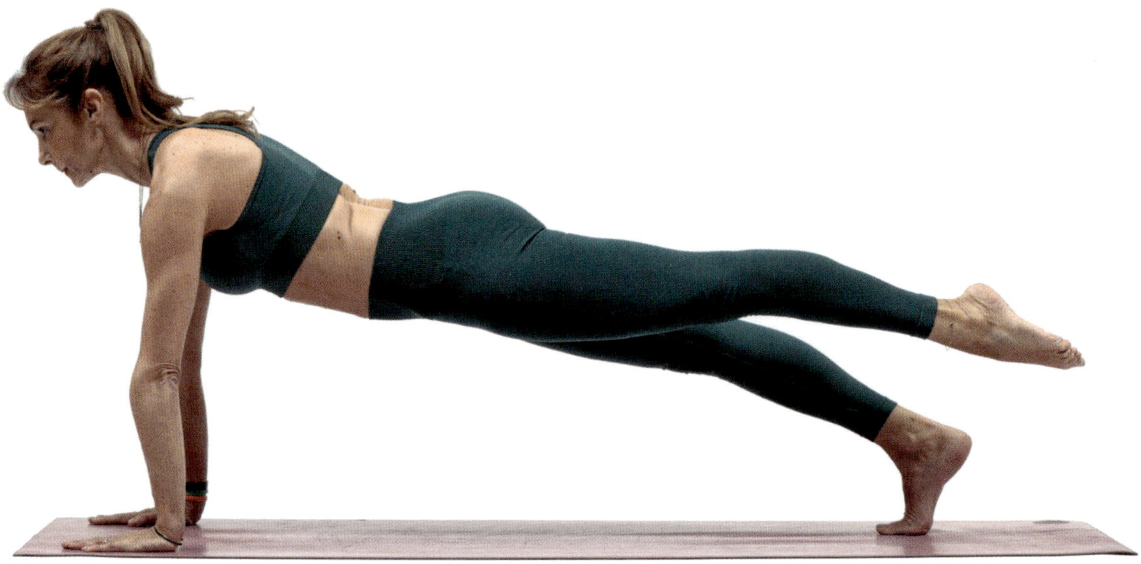

Knackiger Po und straffe Beine

Einsteiger

Fortgeschrittene

Profis

Einsteiger Workout 1

9–12 Minuten

1 • 5- bis 10-mal pro Bein • Toe Tap – Zehen auf den Boden tippen

In der Rückenlage mit dem Ausatmen die Körpermitte anspannen und die Beine im rechten Winkel über die Hüften heben, die Füße »pointen«. Mit dem Einatmen eine Fußspitze in einer kontrollierten Bewegung langsam zum Boden führen. Das Bein bleibt im rechten Winkel gebeugt. Sobald die Zehenspitzen den Boden berühren, mit dem Ausatmen die Körpermitte anspannen und das Bein in einer kontrollierten Bewegung in die Ausgangsposition zurückführen.

2 • 10-mal auf jeder Seite • Clam – Muschel

In der Seitenlage die Beine leicht anwinkeln, die Füße bleiben auf einer Linie mit dem Gesäß. Einatmen und mit dem Ausatmen die Körpermitte anspannen und das obere Knie anheben. Die Bewegung geht von den Gesäßmuskeln aus, die Füße bleiben geschlossen. Einatmen und prüfen, dass die Taille nicht durchhängt und das Becken stabil ist. Mit dem Ausatmen das Bein in einer kontrollierten Bewegung wieder nach unten senken; die Kraft kommt aus den Bauchmuskeln.

3 • 5- bis 10-mal pro Bein • Side Kick, Front Kick and Back Kick – Seitenlage-Kick nach vorn und hinten

In der Seitenlage die Beine in einem Winkel von ungefähr 45 Grad diagonal nach vorn verschieben, die Füße »flexen«. Mit dem Ausatmen die Körpermitte anspannen und das obere Bein auf Hüfthöhe heben. Mit dem Einatmen so weit wie möglich nach vorn kicken, der Fuß bleibt »flex« und der Rest des Körpers stabil. Mit dem Ausatmen die Körpermitte anspannen und das gestreckte Bein nach hinten kicken, den Fuß dabei »pointen«.

1

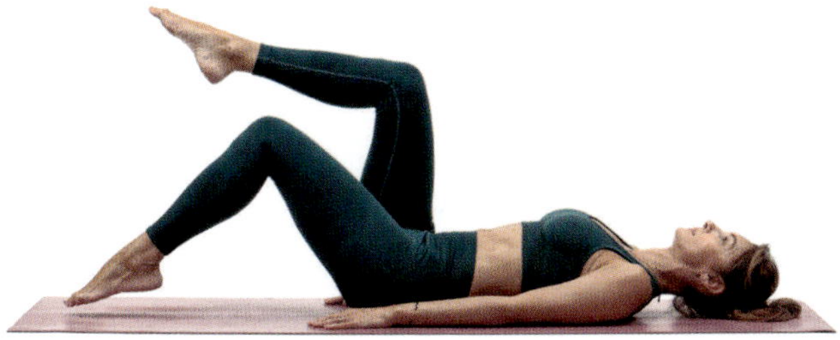

2

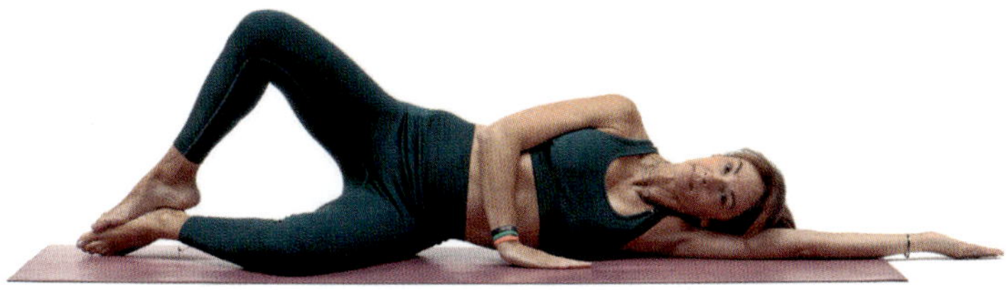

3

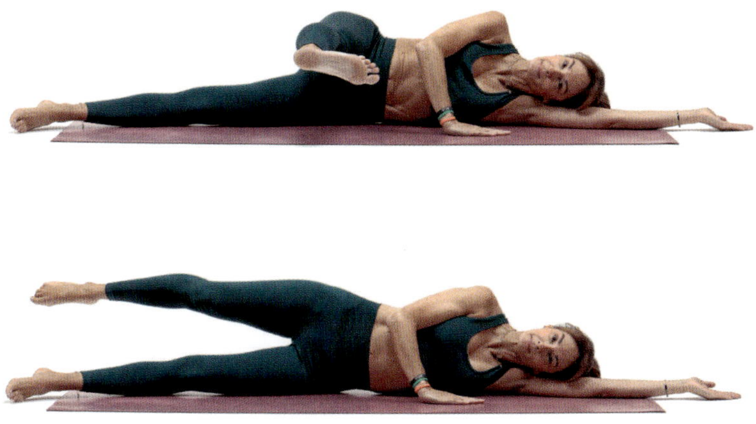

Einsteiger Workout 2

9–12 Minuten

1 • 5- bis 10-mal • Pelvic Curl 2 – Beckenheben

In der Rückenlage einatmen. Mit dem Ausatmen die Körpermitte anspannen und nacheinander das Becken, die Lendenwirbelsäule und den mittleren Rücken Wirbel für Wirbel anheben, bis nur noch die Schulterblätter auf dem Boden sind. Mit dem Einatmen Füße und Arme in den Boden drücken, um Schultern, Becken und Knie korrekt in einer Linie auszurichten. Mit dem Ausatmen den Rücken Wirbel für Wirbel wieder zum Boden abrollen.

2 • 10-mal auf jeder Seite • Double Leg Lift – Seitliches Beinheben

In der Seitenlage einatmen und mit dem Ausatmen die Körpermitte anspannen und die genau aufeinanderliegenden Beine Richtung Decke heben. Die Beine möglichst bis in die Zehenspitzen strecken, dabei darauf achten, dass der Oberkörper nicht einknickt. Mit dem Einatmen die Beine kontrolliert absenken, ohne den Boden zu berühren, und gleich wieder anheben. Der Körper muss während der ganzen Übung stabil bleiben, nur die Beine bewegen sich.

3 • 10-mal auf jeder Seite • Inner Thigh Lift – Anheben eines Beines in Seitenlage

In der Seitenlage das obere Bein gestreckt auf Hüfthöhe heben. Mit dem Ausatmen die Körpermitte anspannen und das untere Bein gestreckt so weit nach oben heben, bis es das rechte Bein berührt. Mit dem Einatmen das untere Bein in einer kontrollierten Bewegung absenken, bis es den Boden streift, und gleich wieder anheben. Der Körper bleibt während der ganzen Übung stabil in der gleichen Position, nur das untere Bein bewegt sich.

1

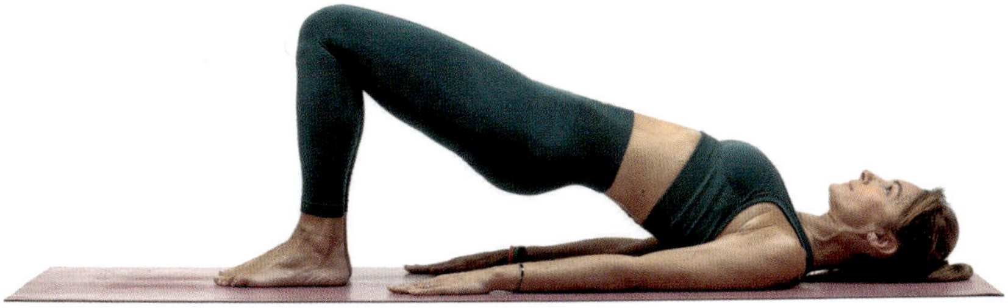

2

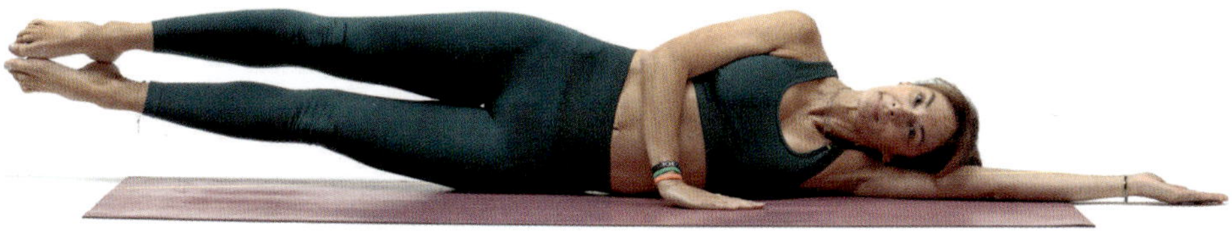

3

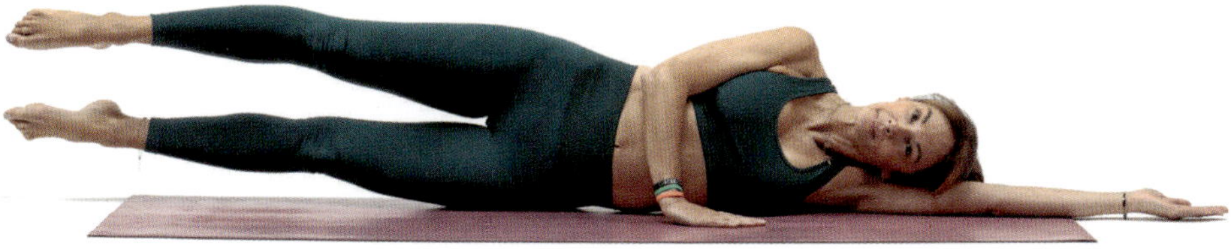

Einsteiger Workout 3

9–12 Minuten

1 • 5- bis 10-mal pro Bein • Leg Circle 1 – Halbkreis mit dem Bein

In der Rückenlage ein Bein Richtung Brust anwinkeln und dann senkrecht nach oben strecken. Den Fuß dabei »pointen«; den Fuß, der am Boden bleibt, »flexen«. Einatmen, mit dem Ausatmen die Körpermitte anspannen und mit dem nach oben gestreckten Bein langsam einen Halbkreis zur Körpermitte hin zeichnen. Einatmen und das gestreckte Bein kontrolliert zurück in die Ausgangsposition führen. Die Kraft kommt aus den Bauchmuskeln.

2 • 5- bis 10-mal pro Bein • Side Kick, Front Kick and Back Kick – Seitenlage-Kick nach vorn und hinten

In der Seitenlage die Beine in einem Winkel von ungefähr 45 Grad diagonal nach vorn verschieben, die Füße »flexen«. Mit dem Ausatmen die Körpermitte anspannen und das obere Bein auf Hüfthöhe heben. Mit dem Einatmen mit diesem Bein so weit wie möglich nach vorn kicken, der Fuß bleibt »geflext« und der Rest des Körpers stabil. Mit dem Ausatmen die Körpermitte anspannen und das gestreckte Bein nach hinten kicken, den Fuß dabei »pointen«.

3 • 10-mal auf jeder Seite • Side Kick, up and down – Seitenlage-Kick, auf und ab

In der Seitenlage die Beine in einem Winkel von ungefähr 45 Grad diagonal nach vorn verschieben, die Füße »flexen«. Mit dem Einatmen das obere Bein anheben, den Fuß dabei »pointen«. Die angespannten Bauchmuskeln sorgen dafür, dass das Becken stabil bleibt. Mit dem Ausatmen das obere Bein mit »geflextem« Fuß senken. Auf diese Weise fortfahren, ohne zu pausieren. Wenn du die Bewegung gut beherrschst, kannst du versuchen, beim einen Bewegungszyklus von Heben und Senken des Beins einzuatmen und auch beim Ausatmen das Bein jeweils einmal zu heben und zu senken.

1

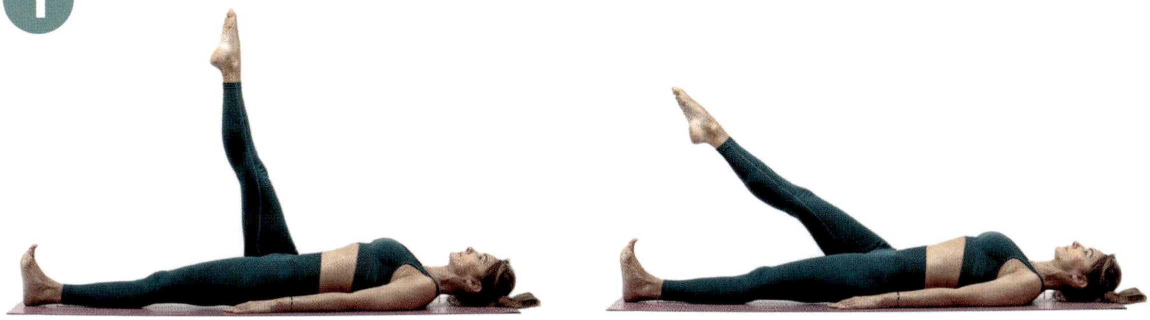

2

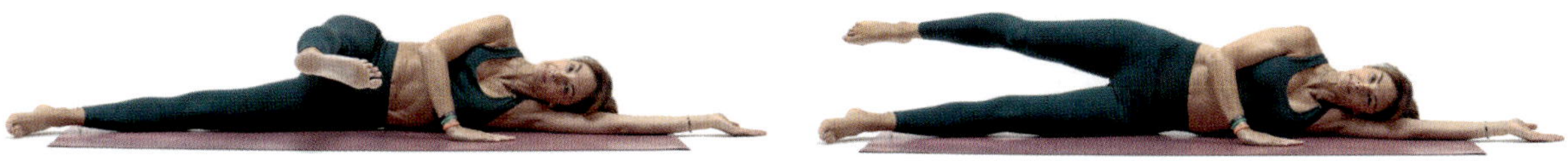

3

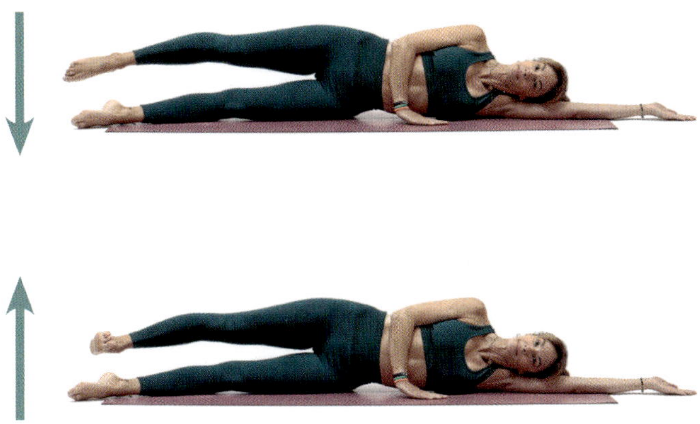

Fortgeschrittene Workout 4

9–12 Minuten

1 • 5- bis 10-mal • Shoulder Bridge 1 – Brücke mit angehobenen Armen

In der Rückenlage einatmen. Mit dem Ausatmen die Körpermitte anspannen und Wirbel für Wirbel langsam das Becken, die Lendenwirbelsäule und den mittleren Rücken anheben. Mit dem Einatmen die Arme Richtung Decke strecken. Gleichzeitig die Füße in den Boden drücken, um Schultern, Becken und Knie korrekt in einer Linie auszurichten. Mit dem Ausatmen den Bauchnabel nach innen ziehen und wieder abrollen. Mit dem Einatmen die Arme in einer kontrollierten Bewegung wieder längs des Körpers ablegen.

2 • 5- bis 10-mal pro Bein • Leg Circle 2 – Beinkreisen

In der Rückenlage ein Bein Richtung Brust anwinkeln und dann senkrecht nach oben strecken. Den Fuß dabei strecken – »point«; den Fuß des am Boden liegenden Beins »flexen«. Mit dem Ausatmen die Körpermitte anspannen und mit dem nach oben gestreckten Bein langsam einen Halbkreis Richtung Körpermitte zeichnen. Mit dem Einatmen den Kreis nach außen fertig zeichnen und das gestreckte Bein kontrolliert in die Ausgangsposition zurückführen. Die Kraft kommt aus den Bauchmuskeln.

3 • 5-mal • Single Straight Leg Stretch – Dehnung des gestreckten Beins

In der Rückenlage ein Bein nach vorn ausstrecken, das zweite Bein zur Decke heben und mit den Händen so weit oben wie möglich umfassen. Das am Boden liegende Bein in einem Winkel von ungefähr 45 Grad anheben. Mit dem Ausatmen die Körpermitte anspannen und das obere Bein 2-mal ein Stück weit Richtung Stirn ziehen. Mit dem Einatmen die gestreckten Beine wie eine Schere aneinander vorbeibewegen und dann das andere Bein umfassen. Mit dem Ausatmen nun dieses Bein 2-mal ein Stück weit Richtung Stirn ziehen. Mit dem Einatmen die Beine wieder scheren und das nach oben gestreckte Bein umfassen. Auf diese Weise fortfahren, ohne zu pausieren.

1

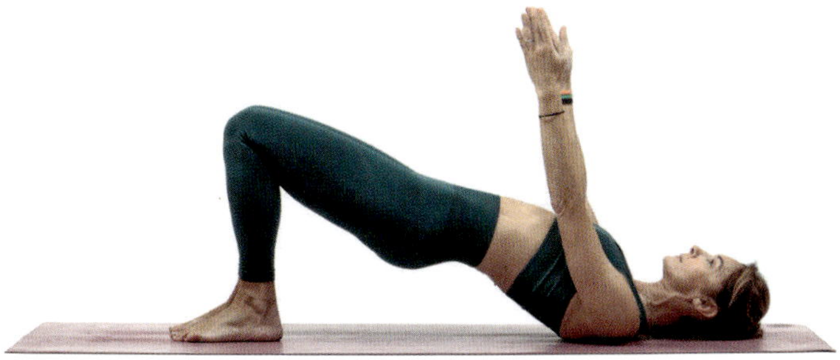

2

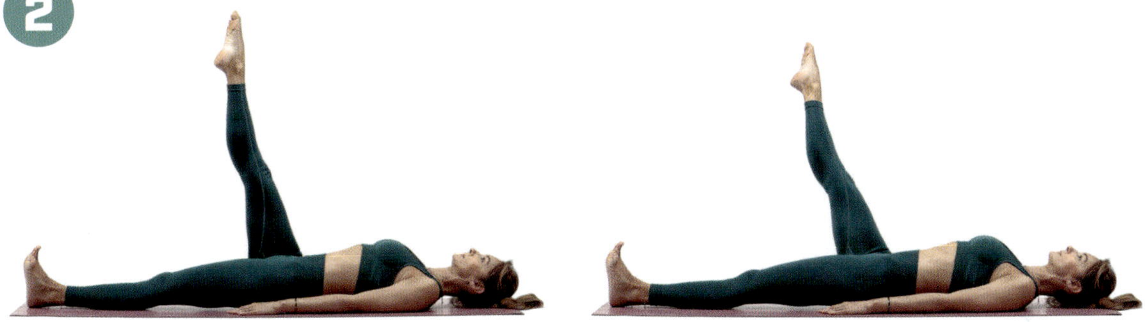

3

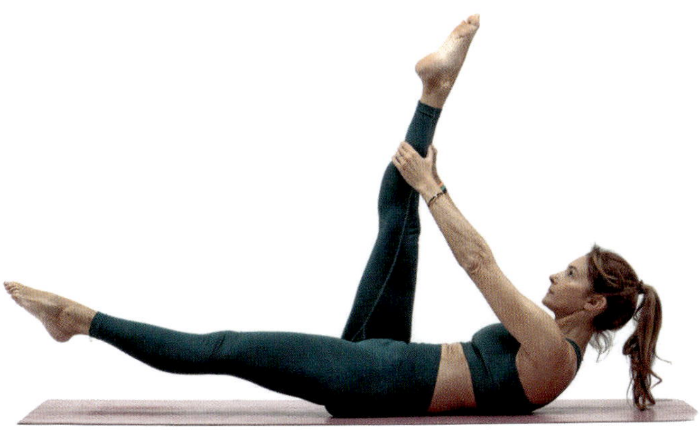

Fortgeschrittene **Workout 5** 9–12 Minuten

1 • 5- bis 10-mal pro Bein • **Side Kick, Front Kick and Back Kick – Seitenlage-Kick nach vorn und hinten**

In der Seitenlage die Beine in einem Winkel von ungefähr 45 Grad diagonal nach vorn verschieben, die Füße »flexen«. Mit dem Ausatmen die Körpermitte anspannen und das obere Bein auf Hüfthöhe heben. Mit dem Einatmen mit diesem Bein so weit wie möglich nach vorn kicken, der Fuß bleibt »geflext« und der Rest des Körpers stabil. Mit dem Ausatmen die Körpermitte anspannen und das gestreckte Bein nach hinten kicken, den Fuß dabei »pointen«.

2 • 5- bis 10-mal auf jeder Seite • **Side Kick, up and down – Seitenlage-Kick, auf und ab**

In der Seitenlage die Beine in einem Winkel von ungefähr 45 Grad diagonal nach vorn verschieben, die Füße »flexen«. Mit dem Einatmen das obere Bein anheben, den Fuß dabei »pointen«. Die angespannten Bauchmuskeln sorgen dafür, dass das Becken stabil bleibt. Mit dem Ausatmen das obere Bein senken. Auf diese Weise fortfahren, ohne zu pausieren. Wenn du die Bewegung gut beherrschst, kannst du versuchen, beim einen Bewegungszyklus von Heben und Senken des Beins einzuatmen und auch beim Ausatmen das Bein jeweils einmal zu heben und zu senken.

3 • 10-mal pro Bein • **Side Kick Circle – Beinkreisen in Seitenlage**

In der Seitenlage die Beine in einem Winkel von ungefähr 45 Grad diagonal nach vorn verschieben, die Füße »flexen«. Mit dem Ausatmen die Körpermitte anspannen und das obere Bein auf Hüfthöhe heben. Mit dem Einatmen mit gestrecktem Bein 3 bis 5 kleine Kreise ausführen, der Fuß ist »geflext« und die Bewegung kommt aus der Hüfte. Mit dem Ausatmen 3 bis 5 kleine Kreise in der Gegenrichtung ausführen. Der Körper bleibt stabil.

1

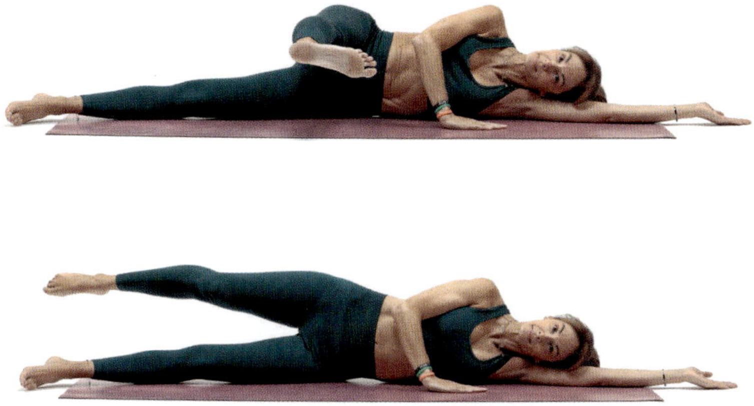

2

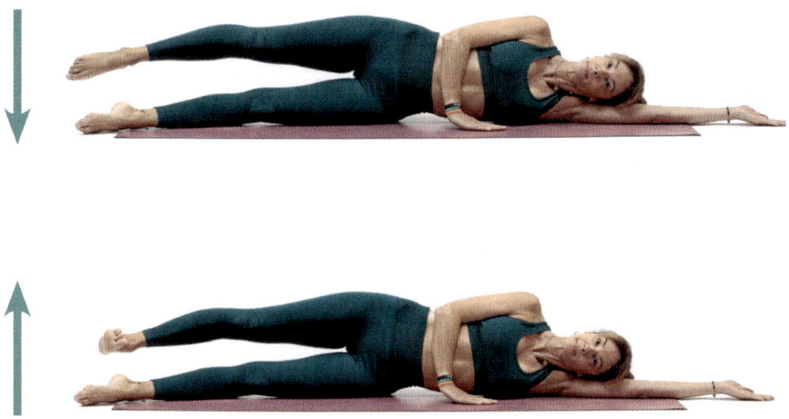

3

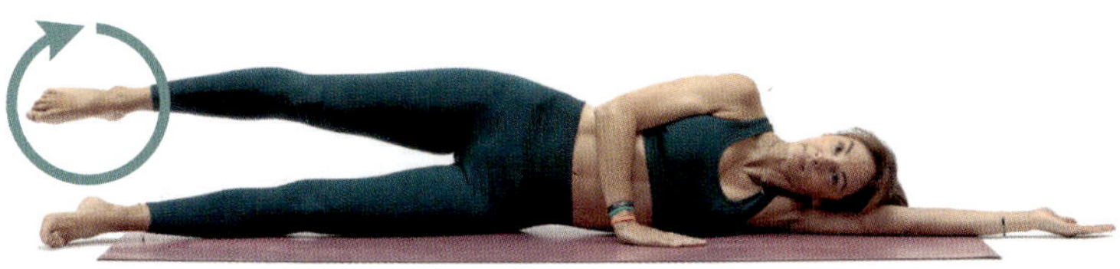

Fortgeschrittene Workout 6 9–12 Minuten

1 • 5- bis 10-mal auf jeder Seite • Inner Thigh Lift – Anheben eines Beines in Seitenlage
In der Seitenlage das obere Bein gestreckt auf Hüfthöhe heben. Mit dem Ausatmen die Körpermitte anspannen und das untere Bein gestreckt so weit nach oben heben, dass es das obere Bein berührt. Mit dem Einatmen das untere Bein in einer kontrollierten Bewegung absenken, bis es den Boden streift, und gleich wieder anheben. Der Körper bleibt während der ganzen Übung in der gleichen Position, nur das untere Bein bewegt sich.

2 • 10-mal pro Bein • Side Kick Circle – Beinkreisen in Seitenlage
In der Seitenlage die Beine in einem Winkel von ungefähr 45 Grad diagonal nach vorn verschieben, die Füße »flexen«. Wenn es bequemer ist, das Knie des unteren Beins leicht anwinkeln. Mit dem Ausatmen die Körpermitte anspannen und das obere Bein auf Hüfthöhe heben. Mit dem Einatmen mit gestrecktem Bein 3 bis 5 kleine Kreise ausführen, der Fuß bleibt »geflext« und die Bewegung kommt aus der Hüfte. Mit dem Ausatmen 3 bis 5 kleine Kreise in der Gegenrichtung ausführen. Der Körper bleibt stabil.

3 • 2- bis 3-mal pro Bein • Leg Pull Front – Plank mit Beinheben
Im Vierfüßlerstand mit dem Einatmen zuerst das eine, dann das andere Bein nach hinten strecken und auf den Zehen abstützen. Schultern, Hüften, Knie und Knöchel bilden eine gerade Linie. Mit dem Ausatmen die Körpermitte und die Gesäßmuskeln anspannen. Mit dem Einatmen ein Bein gestreckt etwa 30 Zentimeter hochheben, den Fuß dabei »pointen«. Mit dem Ausatmen das Bein in einer kontrollierten Bewegung senken und wieder auf den Zehen abstützen.

1

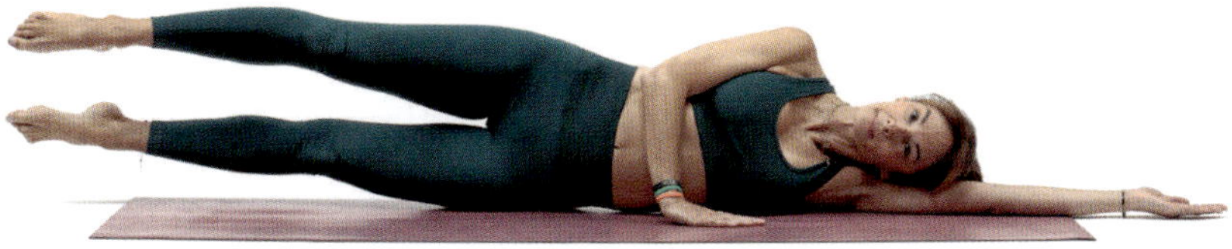

2

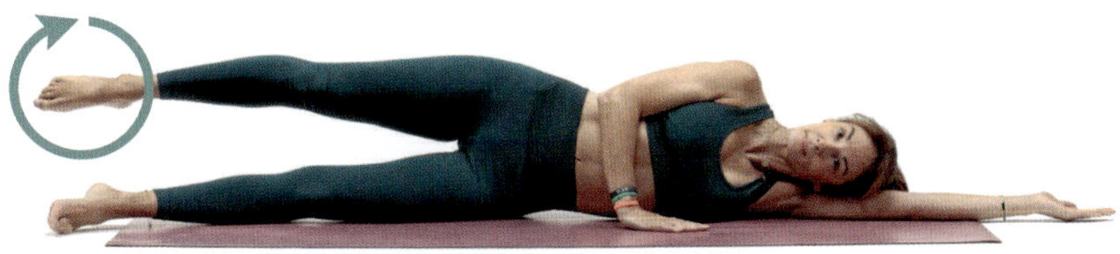

3

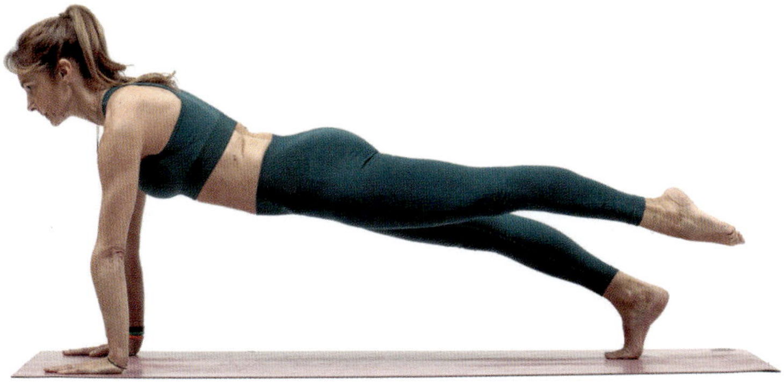

Profis Workout 7

9–12 Minuten

1 • 10-mal pro Bein • Side Kick Circle – Beinkreisen in Seitenlage

In der Seitenlage die Beine in einem Winkel von ungefähr 45 Grad diagonal nach vorn verschieben, die Füße »flexen«. Wenn es bequemer ist, das Knie des unteren Beins leicht anwinkeln. Mit dem Ausatmen die Körpermitte anspannen und das obere Bein auf Hüfthöhe heben. Mit dem Einatmen mit gestrecktem Bein 3 bis 5 kleine Kreise ausführen, der Fuß bleibt »geflext« und die Bewegung kommt aus der Hüfte. Mit dem Ausatmen 3 bis 5 kleine Kreise in der Gegenrichtung ausführen. Der Körper bleibt stabil.

2 • 3- bis 5-mal pro Bein • Side Kick Inside Circle – Kreise mit den Oberschenkelinnenseiten

In der Seitenlage die Beine ungefähr 45 Grad nach vorn gestreckt, die Füße »flexen«. Das obere Bein anwinkeln und den rechten Fuß vor dem Oberschenkel des ausgestreckten unteren Beins abstellen. Langsam das untere Bein leicht anheben. Einatmen. Mit dem Ausatmen die Bauchmuskeln anspannen und mit dem gestreckten Bein 3 bis 5 kleine Kreise ausführen, der Rest des Körpers bleibt stabil. Mit dem Einatmen 3 bis 5 kleine Kreise in der Gegenrichtung ausführen.

3 • 5- bis 10-mal pro Bein • Shoulder Bridge 2 – Brücke mit gestrecktem Bein

Aus der Rückenlage das Becken nach oben anheben. Einen Fuß vom Boden lösen, das Knie zur Brust ziehen. Dann das Bein senkrecht nach oben strecken, den Fuß »pointen«. Mit dem Ausatmen die Körpermitte anspannen und das gestreckte Bein mit »geflextem« Fuß so weit senken, bis es auf der gleichen Höhe wie das linke Knie ist. Die Hüften bleiben gerade. Mit dem Einatmen das gestreckte Bein wieder senkrecht nach oben heben, den Fuß wieder »pointen«.

1

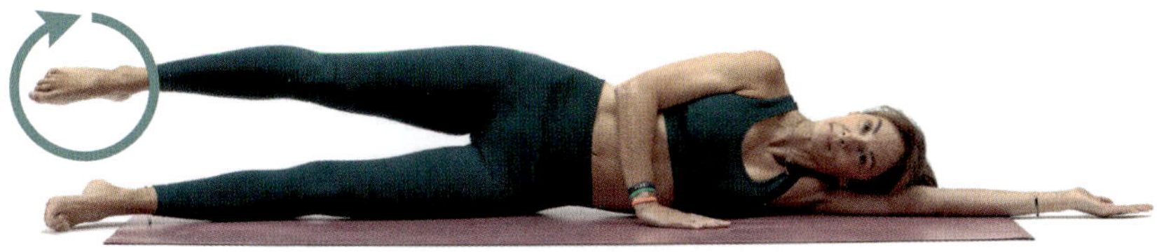

2

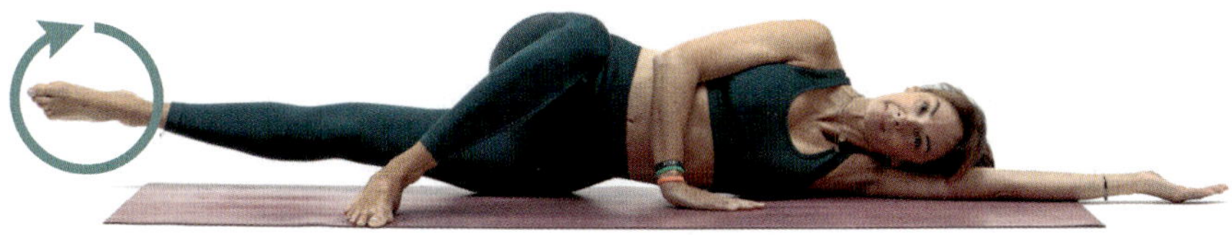

3

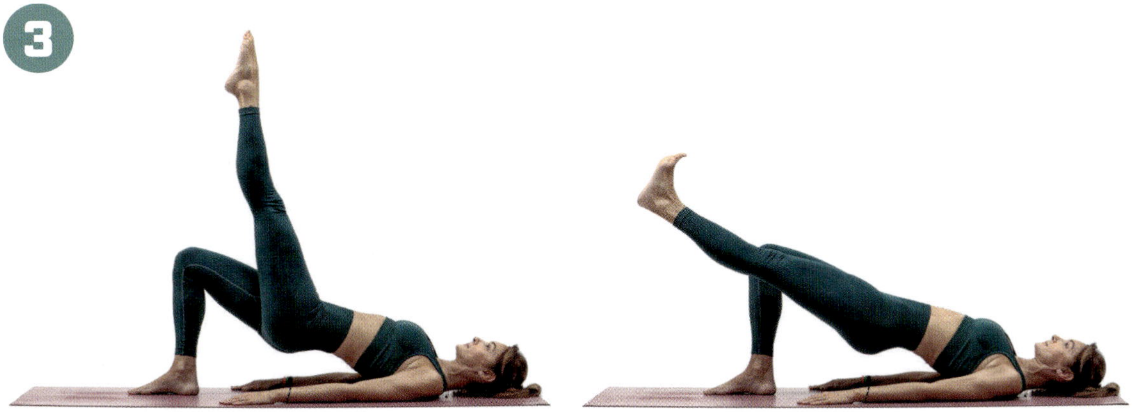

Profis Workout 8 · 9–12 Minuten

1 • 5-mal • Single Straight Leg Stretch – Dehnung des gestreckten Beins

In der Rückenlage ein Bein nach vorn ausstrecken, das zweite Bein zur Decke heben und mit den Händen so weit oben wie möglich umfassen. Das am Boden liegende Bein in einem Winkel von ungefähr 45 Grad anheben. Mit dem Ausatmen die Körpermitte anspannen und das obere Bein 2-mal ein Stück weit Richtung Stirn ziehen. Mit dem Einatmen die gestreckten Beine wie eine Schere aneinander vorbeibewegen und dann das andere Bein umfassen. Mit dem Ausatmen nun dieses Bein 2-mal ein Stück weit Richtung Stirn ziehen. Mit dem Einatmen die Beine wieder scheren und fortfahren, ohne zu pausieren.

2 • 5-mal pro Bein • Side Kick Inside Circle – Kreise mit den Oberschenkelinnenseiten

In der Seitenlage die Beine ungefähr 45 Grad nach vorn gestreckt. Das obere Bein anwinkeln und den rechten Fuß vor dem Oberschenkel des ausgestreckten unteren Beins abstellen. Langsam das untere Bein leicht anheben. Einatmen. Mit dem Ausatmen die Bauchmuskeln anspannen und mit dem gestreckten Bein 3 bis 5 kleine Kreise ausführen, der Rest des Körpers bleibt stabil. Mit dem Einatmen 3 bis 5 kleine Kreise in der Gegenrichtung ausführen.

3 • 5- bis 10-mal 10 • Heel Beats – Fersentrommel in Bauchlage

In der Bauchlage die Ellbogen anwinkeln und die Stirn auf die Hände legen. Die geschlossenen Beine langsam anheben, die Bewegung kommt aus der Hüfte. Mit dem Einatmen die Pobacken zusammenkneifen und das Schambein in die Matte drücken. Mit dem Ausatmen die Körpermitte anspannen, die Beine leicht öffnen und nach hinten strecken, dann die Fersen 5-mal aneinanderklopfen. Mit dem Einatmen die Fersen weitere 5-mal aneinanderklopfen.

1

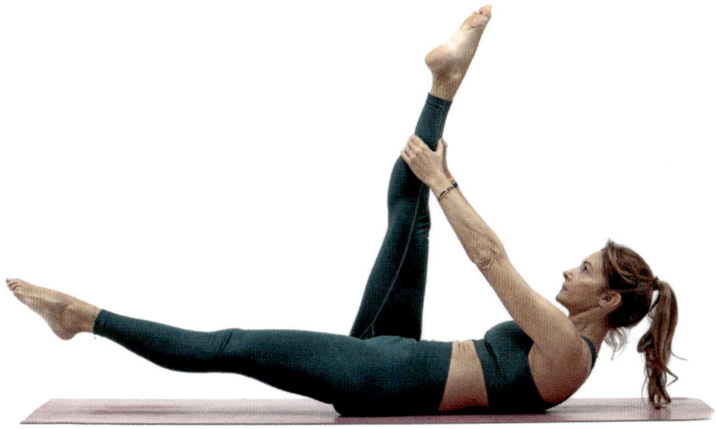

2

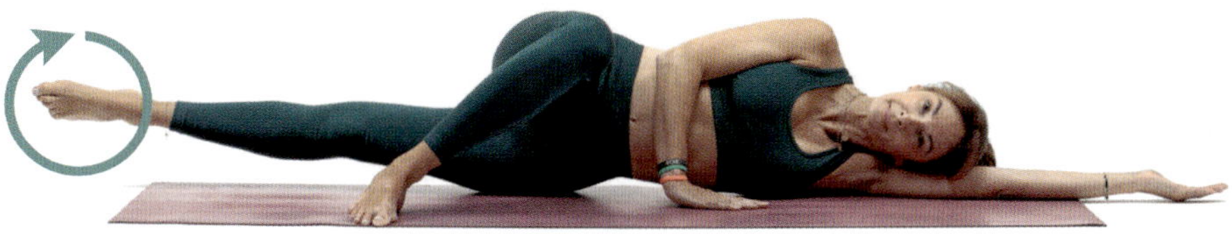

3

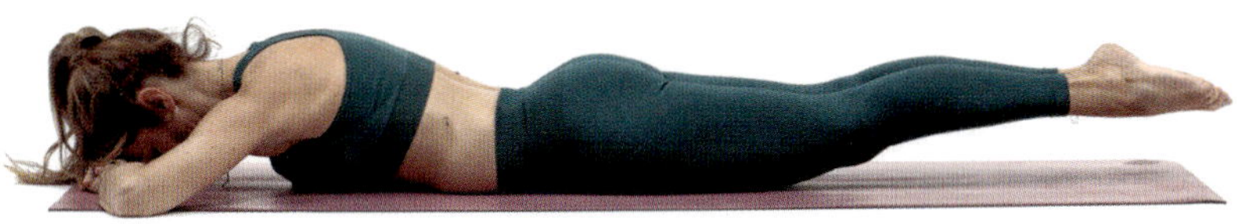

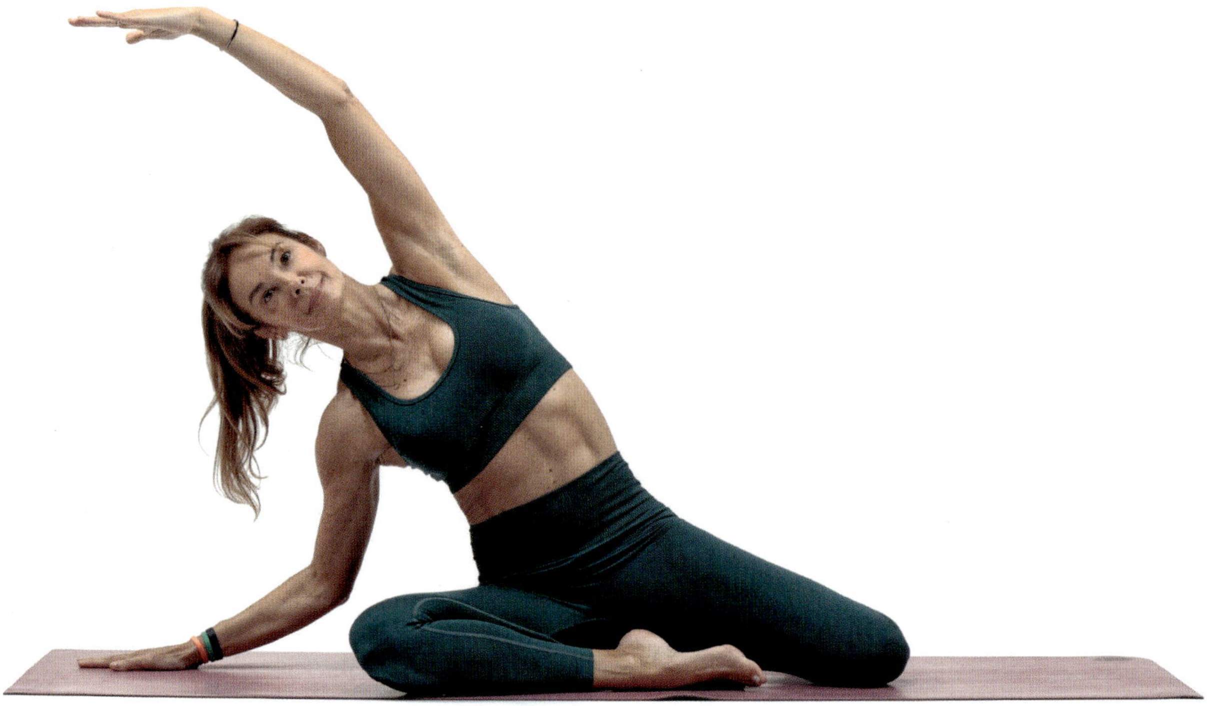

Geschmeidiger Körper

Einsteiger Workout 1

9–12 Minuten

1 • 5-mal • Cat Stretch – Katzenbuckel

Im Vierfüßlerstand einatmen und die Wirbelsäule lang strecken. Ausatmen, die Körpermitte anspannen und nacheinander das Becken, den Rücken und die Schultern zu einem Katzenbuckel einrollen, den Blick auf die Oberschenkel richten. Mit dem Einatmen den unteren, dann den mittleren und den oberen Rücken nach unten wölben und zur Decke schauen. Zwischen den beiden Positionen in einer fließenden Bewegung hin und her wechseln.

2 • 5-mal zu jeder Seite • Mermaid 1 – Die Meerjungfrau für Einsteiger

Im Schneidersitz auf den Boden setzen, wenn nötig, ein gefaltetes Handtuch unter den Po legen. Eine Hand auf den Boden setzen. Mit dem Einatmen die Wirbelsäule lang strecken und den anderen Arm Richtung Decke heben. Mit dem Ausatmen die Körpermitte anspannen und den Oberkörper zur Seite des stützenden Arms neigen. Mit dem Einatmen die gesamte Körperseite des nach oben gestreckten Arms von der Hüfte bis zur Achsel dehnen, die Pobacke dieser Seite bleibt auf dem Boden. Beim Ausatmen mithilfe der schrägen Bauchmuskeln wieder in die Ausgangsposition zurückzukommen.

3 • 5 bis 10 ruhige und tiefe Atemzüge pro Bein • Glutes Stretch 1 – Dehnung der Gesäßmuskulatur für Einsteiger

In der Rückenlage ein Knie mit den Händen umfassen und zur Brust ziehen. Mit dem Einatmen die Wirbelsäule lang strecken. Mit dem Ausatmen das Knie sanft Richtung Brust drücken.

1

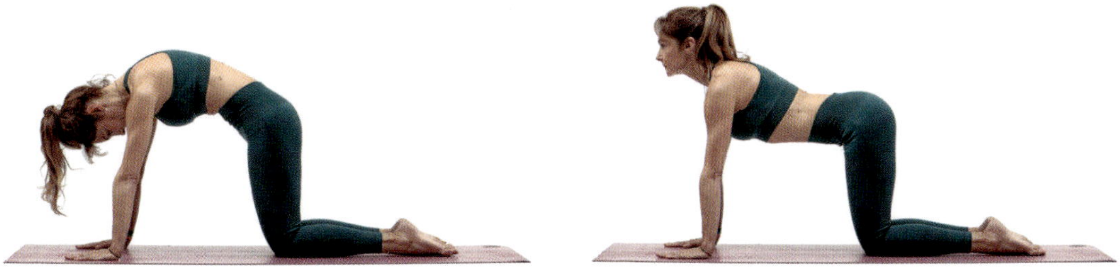

2

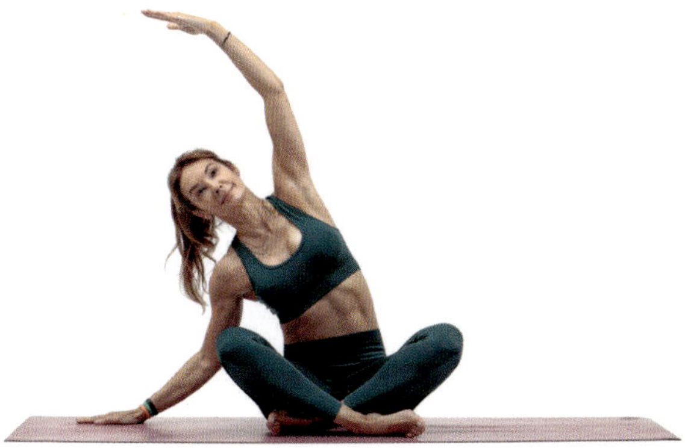

3

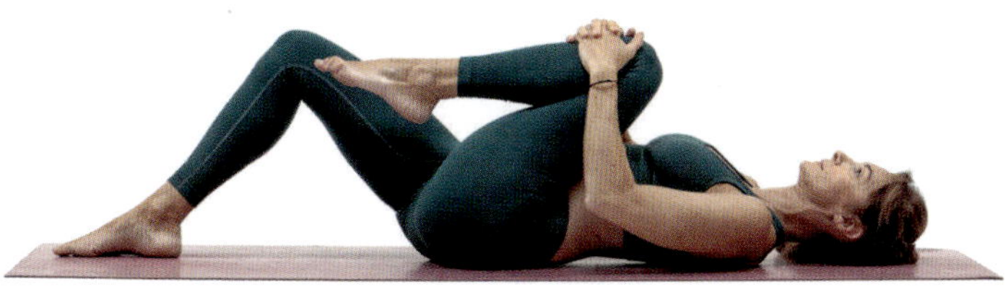

Einsteiger Workout 2

9–12 Minuten

1 • 5-mal • Roll-down 1 – Einrollen nach hinten mit Unterstützung

Im Sitzen Kopf und Rücken gerade aufrichten, die Beine anwinkeln und die Füße hüftbreit auseinander auf den Boden stellen. Mit den Händen die Kniekehlen greifen, die Ellbogen zeigen nach außen, die Schultern bleiben unten. Mit dem Einatmen die Wirbelsäule lang strecken. Mit dem Ausatmen die Körpermitte anspannen, das Becken nach hinten kippen lassen und den Rücken Wirbel für Wirbel in einer fließenden Bewegung abrollen, bis er auf dem Boden liegt. Einatmen und mit dem Ausatmen die Körpermitte anspannen und in einer fließenden Bewegung wieder zurück in die Ausgangsposition aufrollen.

2 • 1- bis 3-mal zu jeder Seite • Twist – Hüftdrehung im Liegen

In der Rückenlage die Knie zur Brust ziehen, die Beine sind angewinkelt. Mit dem Einatmen die Arme ausbreiten und auf den Boden legen. Mit dem Ausatmen die Körpermitte anspannen und die Beine so weit wie möglich zu einer Seite kippen; die gegenüberliegende Schulter darf sich nicht vom Boden lösen. Mit dem Einatmen den Kopf langsam zur Gegenseite drehen. Die Position 5 bis 10 Atemzüge halten. Zur Intensivierung die Hand der Seite, wohin die Knie zeigen, auf das obere Knie legen. Mit einem Einatmen den Kopf wieder in die Mitte drehen. Mit dem Ausatmen die Beine in die Ausgangsposition zurückführen.

3 • 5 bis 10 ruhige und tiefe Atemzüge • Knees to Chest – Knie zur Brust

In der Rückenlage zuerst das eine, dann das andere Knie zur Brust ziehen und mit den Händen umfassen. Mit dem Einatmen in dieser Position den Rücken lang strecken. Mit dem Ausatmen die Knie sanft gegen die Brust pressen.

1

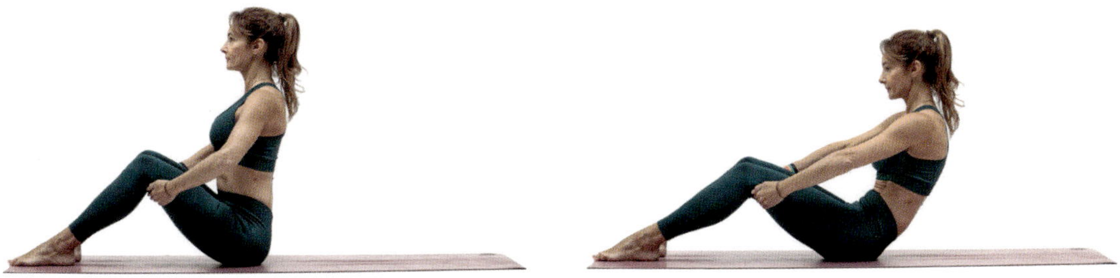

2

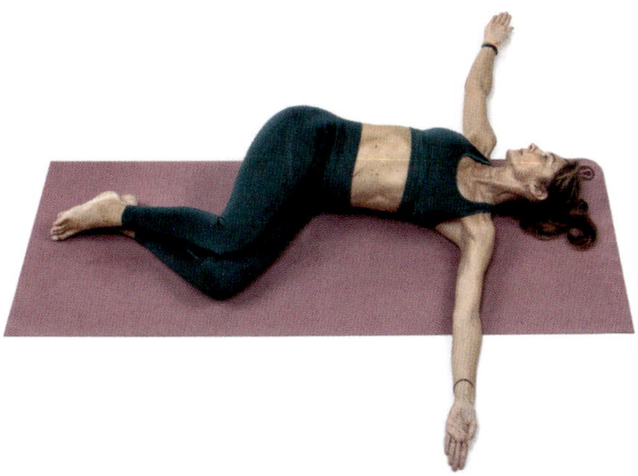

3

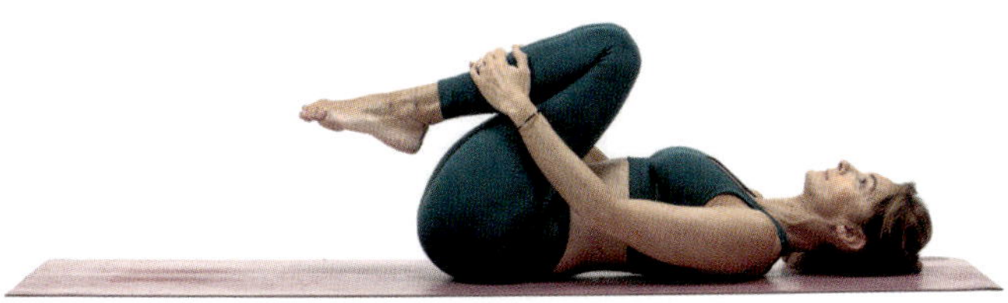

Einsteiger Workout 3 — 9–12 Minuten

1 • 5- bis 8-mal • Arms Arc 1 – Armkreisen 1

In der Rückenlage die Arme neben den Körper legen, die Handflächen zeigen zu den Oberschenkeln. Mit dem Einatmen die gestreckten Arme nach oben heben, die Schultern bleiben auf dem Boden unten und die Schulterblätter behalten den Kontakt zum Boden. Mit dem Ausatmen die Körpermitte anspannen und die gestreckten Arme so weit wie möglich hinter den Kopf führen. Der Körper bleibt stabil, nur die Arme bewegen sich. Die Arme dann wieder in die Senkrechte zurückführen. Mit dem Einatmen die Arme zunächst wieder neben dem Oberkörper auf den Boden legen. Auf diese Weise fortfahren, ohne zu pausieren.

2 • 5-mal • Pelvic Curl 2 – Beckenheben

In der Rückenlage einatmen. Mit dem Ausatmen die Körpermitte anspannen und nacheinander das Becken, die Lendenwirbelsäule und den mittleren Rücken Wirbel für Wirbel anheben, bis nur noch die Schulterblätter auf dem Boden liegen. Mit dem Einatmen Füße und Arme in den Boden drücken, um Schultern, Becken und Knie korrekt in einer Linie auszurichten. Mit dem Ausatmen den Rücken Wirbel für Wirbel wieder zum Boden abrollen.

3 • 1-mal • Child Pose – Das Kind

Aus dem Vierfüßlerstand langsam auf die Fersen setzen, ohne die Position der Hände zu verändern. Die Stirn auf den Boden legen, den Rücken rund lassen. Kopf, Nacken und Schultern entspannen, bei jedem Einatmen der Dehnung im unteren Rücken und bei jedem Ausatmen der Entspannung in den Hüften nachspüren. Die Stellung 5 bis 10 langsame, tiefe Atemzüge genießen. Zum Aufrichten die Hände auf Brusthöhe heranziehen und den Rücken Wirbel für Wirbel aufrollen, den Kopf zuletzt aufrichten.

1

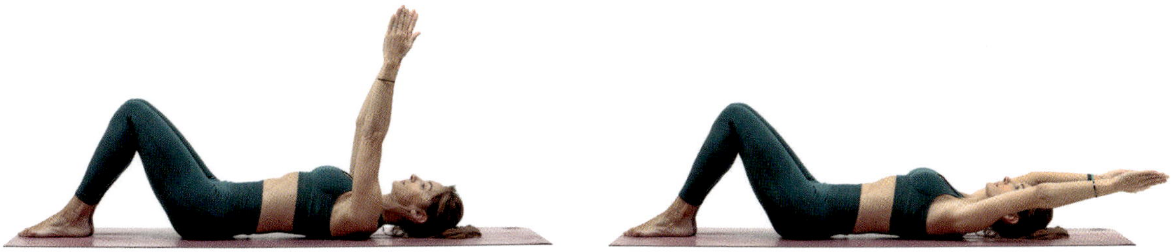

2

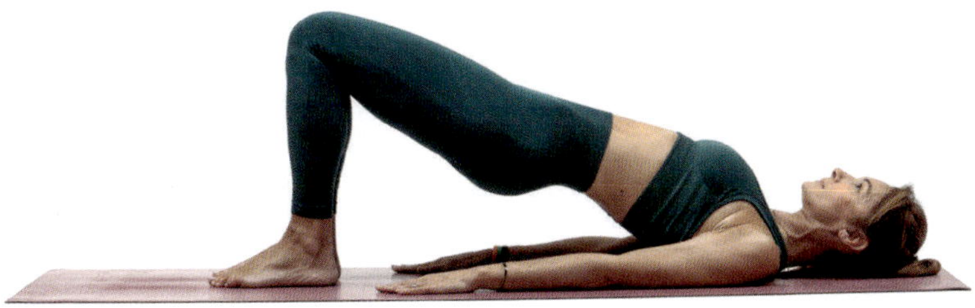

3

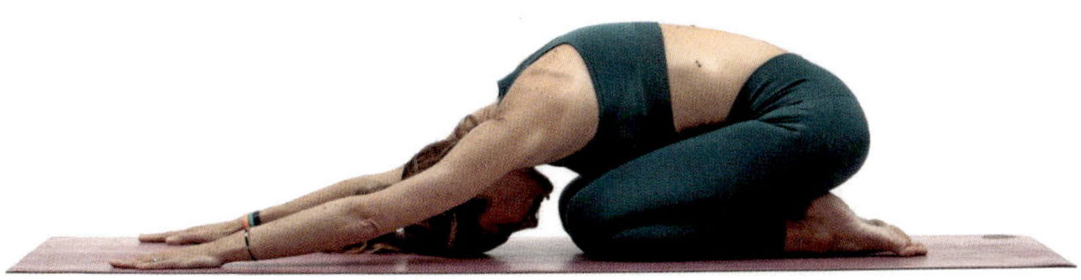

Fortgeschrittene Workout 4

9–12 Minuten

1 • 5- bis 10-mal • Shoulder Bridge 1 – Brücke mit angehobenen Armen

In der Rückenlage einatmen. Mit dem Ausatmen die Körpermitte anspannen und Wirbel für Wirbel langsam das Becken, die Lendenwirbelsäule und den mittleren Rücken anheben. Mit dem Einatmen die Arme Richtung Decke strecken. Gleichzeitig die Füße in den Boden drücken, um Schultern, Becken und Knie korrekt in einer Linie auszurichten. Mit dem Ausatmen den Bauchnabel nach innen ziehen und den Rücken Wirbel für Wirbel wieder abrollen. Mit dem Einatmen die Arme wieder längs des Körpers ablegen.

2 • 5- bis 10-mal • Stretching Dog – Diagonales Arm- und Beinheben aus dem Vierfüßlerstand

Im Vierfüßlerstand mit dem Einatmen die Wirbelsäule lang strecken. Mit dem Ausatmen die Körpermitte anspannen und gleichzeitig einen Arm in der Verlängerung der Schulter nach vorn und das gegenüberliegende Bein in der Verlängerung der Hüfte nach hinten heben. Schultern und Hüften bilden eine gerade Linie. Mit dem Einatmen in einer kontrollierten, fließenden Bewegung in die Ausgangsposition zurückkommen. Mit dem Ausatmen den anderen Arm und das wiederum gegenüberliegende Bein ausstrecken. Mit dem nächsten Einatmen in die Ausgangsposition zurückkommen. Auf diese Weise fortfahren, ohne zu pausieren.

3 • 5 bis 10 tiefe Atemzüge pro Seite • Glutes Stretch 2 – Gesäßmuskulatur dehnen

In der Rückenlage ein Bein angewinkelt anheben und den Knöchel auf den Oberschenkel des gegenüberliegenden Beins nah am Knie legen. Das Knie des nun aufgelegten Beins nach außen öffnen. Mit dem Einatmen den Oberschenkel des unteren Beins umfassen. Um die Dehnung zu verstärken, das Knie dieses Beins fassen. Mit dem Ausatmen das Knie des unteren Beins so weit Richtung Brust ziehen, bis die Dehnung des Gesäßmuskels des Beins zu spüren ist.

1

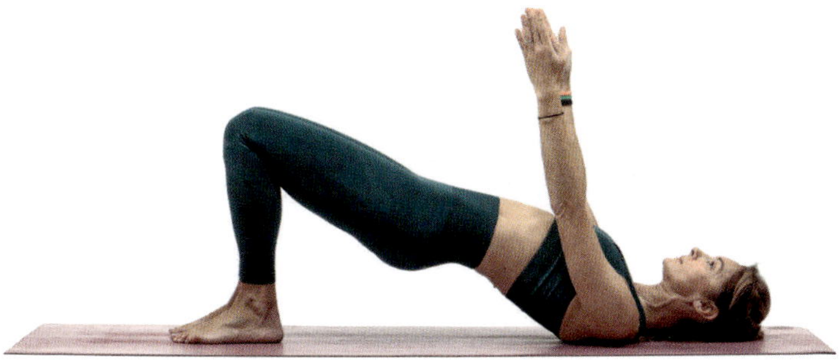

2

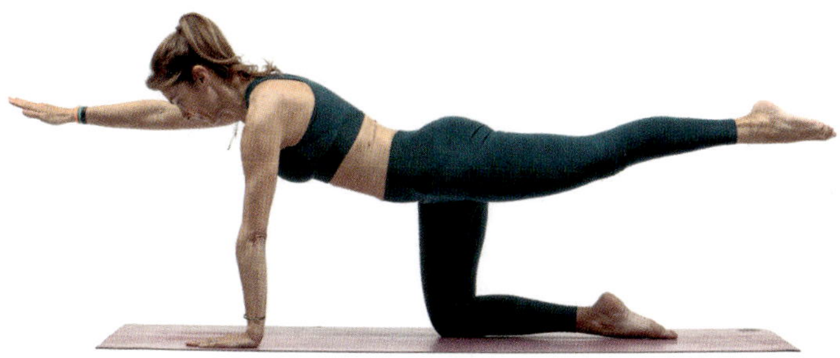

3

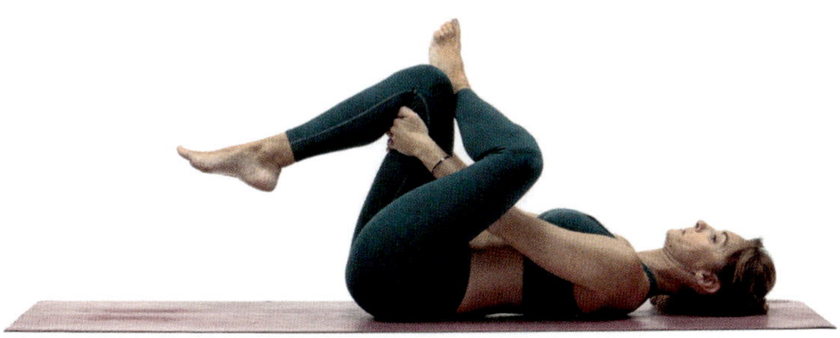

Fortgeschrittene Workout 5

9–12 Minuten

1 • 5- bis 10-mal • Roll-down 2 – Nach hinten und wieder nach oben rollen

Im Sitzen Kopf und Rücken gerade aufrichten, die Beine nach vorn strecken und die Füße hüftbreit geöffnet »flexen«. Die Arme auf Schulterhöhe nach vorn strecken, die Handflächen zeigen zueinander. Mit dem Einatmen die Wirbelsäule lang strecken. Mit dem Ausatmen die Körpermitte anspannen, das Becken nach hinten kippen lassen und den Rücken Wirbel für Wirbel in einer fließenden Bewegung abrollen, bis er auf dem Boden liegt. Einatmen und die Arme weiterhin senkrecht nach vorn halten. Mit dem Ausatmen die Körpermitte anspannen und wieder aufrollen.

2 • 5- bis 8-mal • Arms Arc 2 – Armkreisen 2

In der Rückenlage die Arme an die Körperseiten legen, die Handflächen zeigen zu den Oberschenkeln. Mit dem Einatmen die gestreckten Arme über oben nach hinten so weit wie möglich über den Kopf führen. Die Schultern sind gesenkt, die Schulterblätter bleiben in Kontakt mit dem Boden und der Körper stabil. Mit dem Ausatmen die Arme in einer kontrollierten Bewegung über die Seiten zu den Oberschenkeln zurückführen. Der Rest des Körpers bewegt sich nicht. Auf diese Weise fortfahren, ohne zu pausieren.

3 • 5- bis 8-mal • Spine Stretch 2 – Dehnung der Wirbelsäule

Im Sitzen Kopf und Rücken gerade aufrichten, die Beine nach vorn strecken, die Füße, hüftbreit auseinander platziert, »flexen«. Die Handflächen neben dem Oberkörper auf den Boden stützen. Mit dem Einatmen die Wirbelsäule lang strecken. Mit dem Ausatmen das Kinn auf die Brust senken und den Kopf und den oberen Rücken einrollen, dabei den Nabel nach innen ziehen und die Hände nach vorn gleiten lassen. Spüren, wie sich die gerundete Wirbelsäule dank der angespannten Bauchmuskeln und der gestreckten Arme auf der ganzen Länge dehnt. Mit dem Einatmen wieder aufrollen.

1

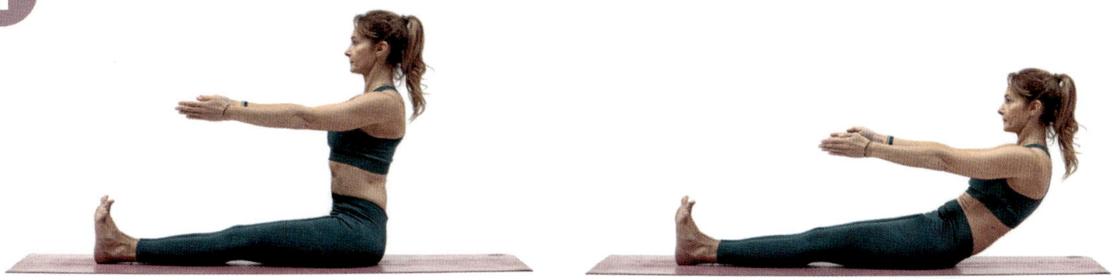

2

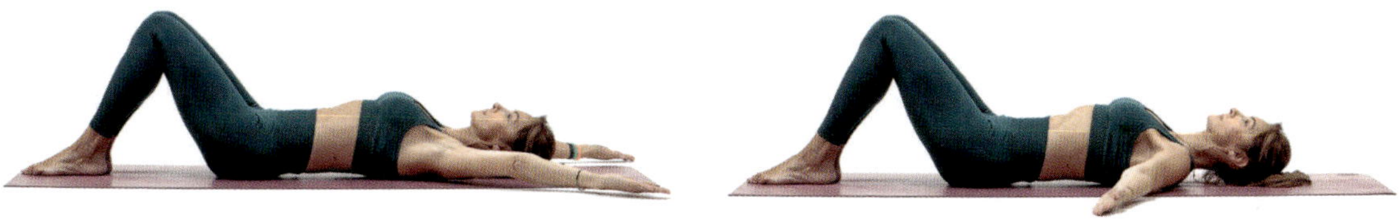

3

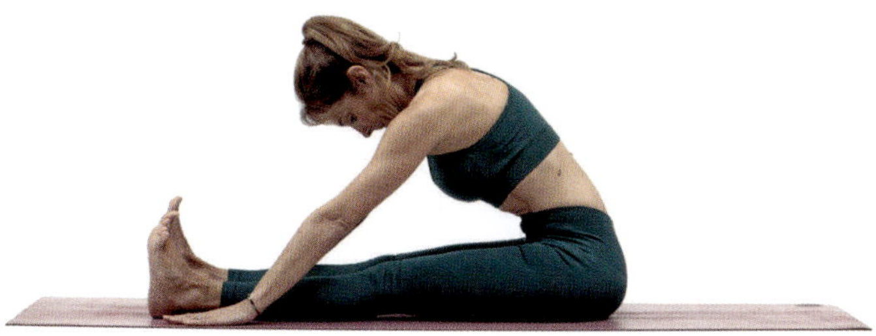

Fortgeschrittene Workout 6

9–12 Minuten

1 • 3- bis 5-mal auf jeder Seite • Book Opening – Das Aufschlagen des Buchs

Mit angewinkelten Knien auf eine Seite legen, die Arme vor dem Körper ausstrecken, die Handflächen aufeinanderlegen. Mit dem Einatmen den oberen Arm gestreckt in einem weiten Bogen über den Kopf führen, der Blick folgt den Fingerspitzen. Den Arm nach hinten weiterführen, der Kopf folgt der Bewegung, der Brustkorb dreht sich mit. Der Arm bleibt in der Verlängerung der Schulter. Mit dem Ausatmen wieder in die Ausgangsposition zurückbewegen. Die Knie bleiben während der ganzen Übung geschlossen und die Hüftknochen übereinander ausgerichtet.

2 • 5-mal pro Seite • Mermaid 2 – Die Meerjungfrau (mittleres Niveau)

Auf die Fersen setzen. Das Gesäß zu einer Seite schieben und die gegenüberliegende Hand auf den Knöchel legen. Mit dem Einatmen die Wirbelsäule lang strecken und den anderen Arm nach oben strecken. Mit dem Ausatmen die Körpermitte anspannen und den Oberkörper zur Seite neigen. Die Pobacke der Seite des gehobenen Arms Richtung Boden schieben und die ganze Körperseite dehnen. Mit dem Einatmen die Luft in den gedehnten Lungenflügel lenken, um die Rippen noch mehr auseinanderzuziehen. Mithilfe der schrägen Bauchmuskeln mit dem Ausatmen in die Ausgangsposition zurückkommen. Seite wechseln.

3 • 3- bis 5-mal • Child Stretch –Das Kind, das sich streckt

In der Ruheposition die Knie leicht spreizen. Einatmen und beim Ausatmen die Arme bis in die Fingerspitzen durchstrecken. Das Gesäß bleibt auf den Fersen. Mit dem Einatmen Hände und Oberkörper so weit wie möglich zu einer Seite verschieben, die Stirn in Bodennähe behalten. Mit dem Ausatmen die Stirn auf den Boden legen. Spüre, wie sich die gegenüberliegende Körperseite dehnt. Mit dem Einatmen in die Mitte zurückkommen, mit dem Ausatmen die Übung zur anderen Seite ausführen. Zum Schluss Wirbel für Wirbel aufrollen, den Kopf zuletzt aufrichten.

1

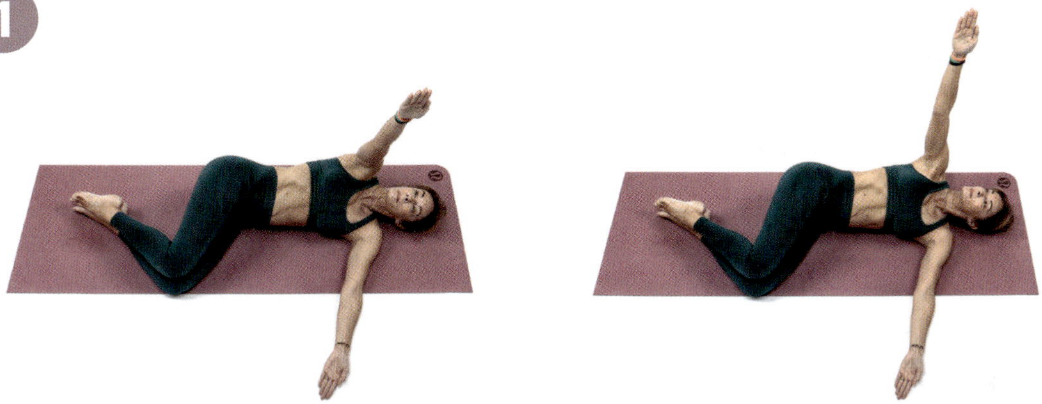

2

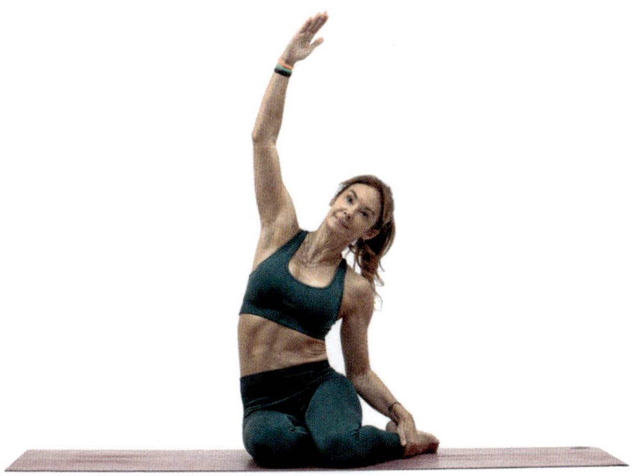

3

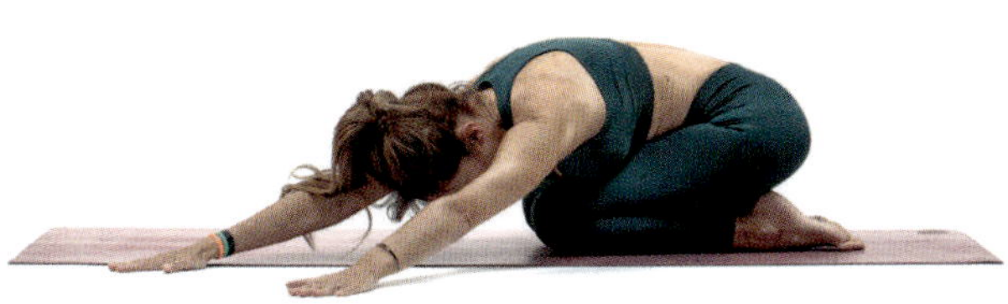

Profis Workout 7

9–12 Minuten

1 • 5-mal • Roll-up – Hochrollen nach vorn

Mit geschlossenen und gestreckten Beinen auf den Rücken legen, die Zehen Richtung Schienbeine ziehen, die Füße sind »flex«. Die Arme in der Verlängerung des Körpers nach hinten über den Kopf strecken, die Handflächen zeigen zueinander. Mit dem Einatmen die Arme nach oben strecken. Mit dem Ausatmen die Körpermitte anspannen, das Kinn leicht senken und erst den Kopf und dann den oberen Rücken anheben. Die Wirbelsäule weiter aufrollen, bis die Hände auf Höhe der Füße sind. Einatmen und mit dem Ausatmen Wirbel für Wirbel in die Ausgangsposition abrollen.

2 • 5- bis 8-mal • Arms Arc 3 – Seitliches Armkreisen

In der Rückenlage die Arme entlang des Körpers ablegen, die Handflächen zeigen zu den Oberschenkeln. Mit dem Einatmen die gestreckten Arme über die Seiten so weit wie möglich nach hinten über den Kopf führen. Die Schultern sind gesenkt, die Schulterblätter behalten Bodenkontakt und der Körper bleibt stabil. Mit dem Ausatmen die Arme über die Seiten zurück zu den Oberschenkeln führen. Auf diese Weise fortfahren, ohne zu pausieren.

3 • 5-mal zu jeder Seite • Mermaid 3 – Die Meerjungfrau für Fortgeschrittene

Auf die Fersen setzen. Das Gesäß zu einer Seite sinken lassen, den Fuß des gleichseitigen Beins nach vorn ziehen, das andere Bein nach hinten anwinkeln. Die Beine haben die Form eines »Z«. Mit dem Einatmen die Wirbelsäule lang strecken und die Arme gerade nach vorn strecken. Mit dem Ausatmen die Körpermitte anspannen und den Oberkörper zur Seite neigen. Die Hand seitlich auf den Boden legen, die gegenüberliegende Pobacke Richtung Boden schieben, den anderen Arm nach oben strecken und weiter zur Seite neigen. Mit dem Einatmen die Luft in den sich weitenden Lungenflügel lenken, um die Rippen noch mehr zu dehnen. Mithilfe der schrägen Bauchmuskeln mit dem Ausatmen in die Ausgangsposition zurückkommen. Seite wechseln.

1

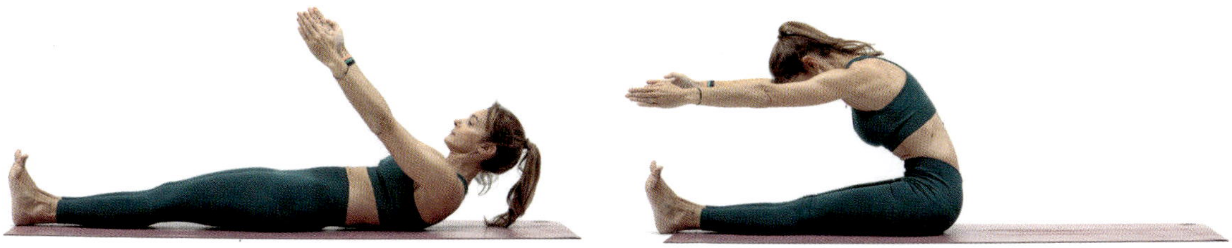

2

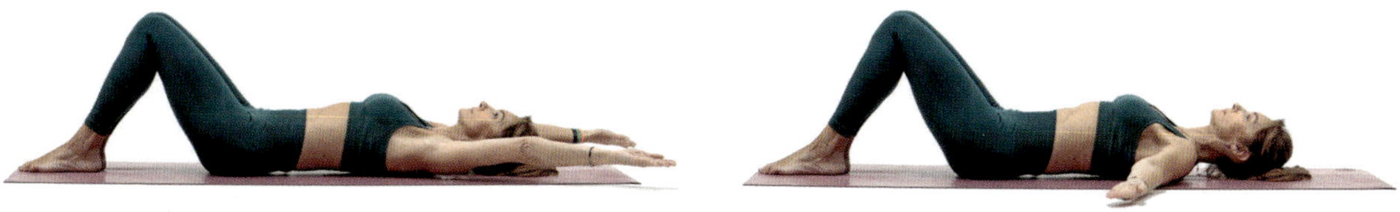

3

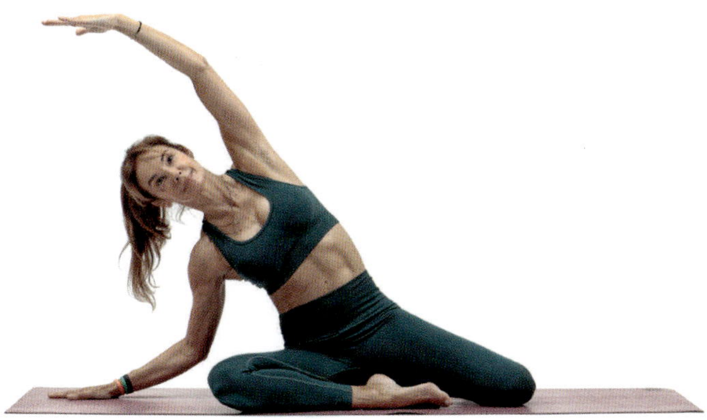

Profis Workout 8

9–12 Minuten

1 • 3-mal in jede Richtung • Shoulder Stretch – Schultermobilisation

In Rückenlage die Arme zur Decke strecken und die Hände auf die Ellbogen legen, sodass ein Viereck entsteht. Mit dem Ausatmen die Körpermitte anspannen und die Arme nach links neigen, bis sich die rechte Schulter vom Boden hebt. Die Arme dann nach hinten über Kopf ziehen. den Körper wieder gerade ausrichten und die rechte Schulter weder auf dem Boden ablegen. Mit dem Einatmen die Bewegung mit den Armen im Viereck nach rechts weiterführen, bis die Arme in einer kontrollierten Bewegung wieder in der Ausgangsposition ankommen. Langsam und tief einatmen und von vorn beginnen.

2 • 3- bis 5-mal zu jeder Seite • The Clock – Die Uhr

Auf eine Seite legen, die Knie anwinkeln, die Arme vor dem Körper ausstrecken und die Handflächen aufeinanderlegen. Mit dem Einatmen den oberen Arm noch weiter in die Länge strecken. Die Körpermitte anspannen und mit dem gestreckten oberen Arm einen großen Bogen über den Kopf zeichnen. Mit dem Einatmen den Kreis vervollständigen, indem die Hand über die Oberschenkel zieht, bis sie wieder in der Ausgangsposition ist. Die Knie bleiben während der ganzen Übung geschlossen und die Hüftknochen übereinander ausgerichtet.

3 • 5-mal • Blossom Cat – Katzenbuckel mit intensiver Dehnung

Aus dem Vierfüßlerstand auf die Fersen setzen und die Arme nach vorn ausstrecken. Mit dem Ausatmen die Körpermitte anspannen und das Becken mit gerundetem Rücken wieder hochheben. Senke dann das Becken nach vorn Richtung Boden bis zur Plank-Position mit abgelegten Knien. Dabei ein Hohlkreuz vermeiden. Mit dem Einatmen langsam in den Fersensitz zurückkehren, der Rücken ist rund. In einer fließenden Bewegung fortführen, ohne zu pausieren.

1

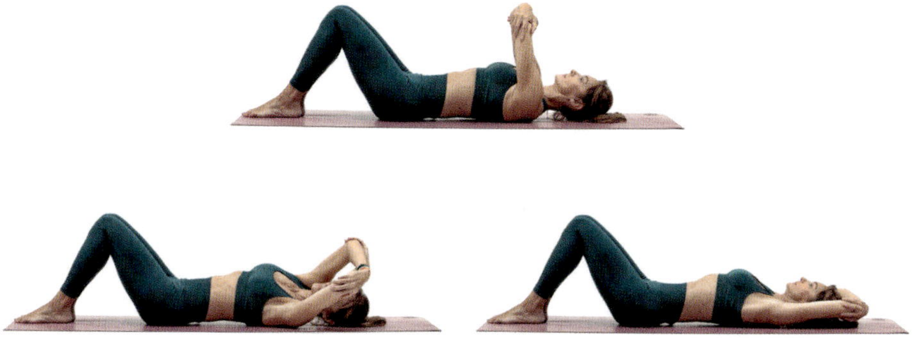

2

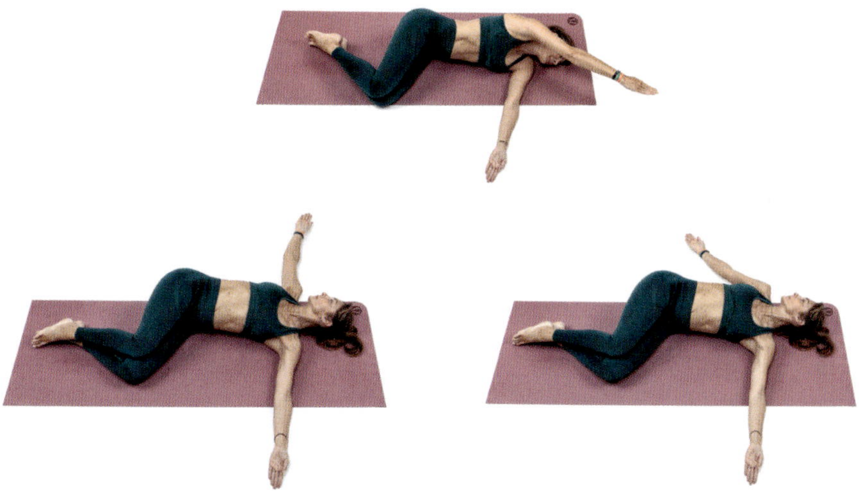

3

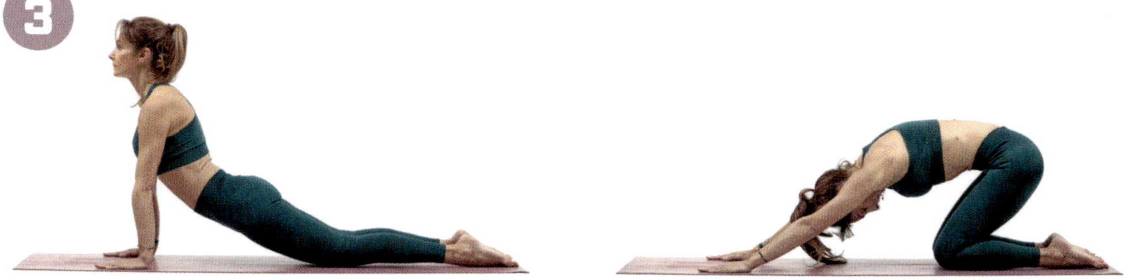

Anhang

Adressen

Deutscher Pilates Verband – www.pilates-verband.org/

Fédération des Professionnels de la Méthode Pilates – www.fpmp.fr

Association Française Romana's Pilates – www.associationfrancaiseromanapilates.fr

Le Studio Pilates de Paris (Philippe Taupin) – www.studiopilatesdeparis.com

Fédération Européenne de Pilates – www.fedpilates.eu

Centres Qee (Paris, Boulogne, Levallois et Aix) – www.qee.fr

Pilates On Line Bettina Bertrand – www.studiobertrand.fr

Literaturempfehlungen

Joseph H. Pilates & William J. Miller: *Return to Life Through Contrology.* Mockingbird Press 2021

Rael Isacowitz & Karen Clippinger: *Pilates. Anatomie et mouvements*. Vigot 2021

Lynne Robinson & Caroline Brien: *La Méthode Pilates*. Marabout 2010

Blandine Montagnard: *Encyclopédie du Pilates*. Flammarion 2018

DVD

Nathalie Brou & Walid Tebarki: *La méthode Pilates.* 3 Vol. (Initiation/Perfectionnement/Niveau avancé), Éditions La Route du Livre

Dank

Ein großes Dankeschön an den Amphora Verlag, vor allem aber an Élodie Sillaro für ihr Vertrauen und ihre Hilfe bei der Verwirklichung dieses Buches.

Ich danke Bettina Bertrand, Pilateslehrerin, für ihre Ratschläge und dafür, dass sie sich als Fotomodell zur Verfügung gestellt hat, um die Übungen im Buch perfekt zu veranschaulichen. Danke an Denis Boulanger, den Fotografen.

Mein Dank geht auch an Nathalie Brou, Pilateslehrerin, die ihre wertvollen Kenntnisse und ihre Erfahrung großzügig mit mir geteilt und die mit mir bei vielen Artikeln, die ich über Pilates geschrieben habe, zusammengearbeitet hat.

Und schließlich danke ich von ganzem Herzen meiner Mutter, die sehr präsent war, während ich dieses Buch verfasst habe, und den Menschen, die mir nahestehen und die mich stets unterstützt und ermutigt haben.

Über die Autorin

Soasick Delanoë ist Journalistin und Autorin mit Schwerpunkt auf den Themen Sport und Gesundheit. Sie weiß aus eigener schmerzgeplagter Erfahrung, wie Pilatestraining den ganzen Körper kräftigen und stabilisieren kann. Seitdem praktiziert sie leidenschaftlich Pilates und Yoga und gibt ihr Wissen und ihre Erfahrungen in Fortbildungen und Büchern weiter.

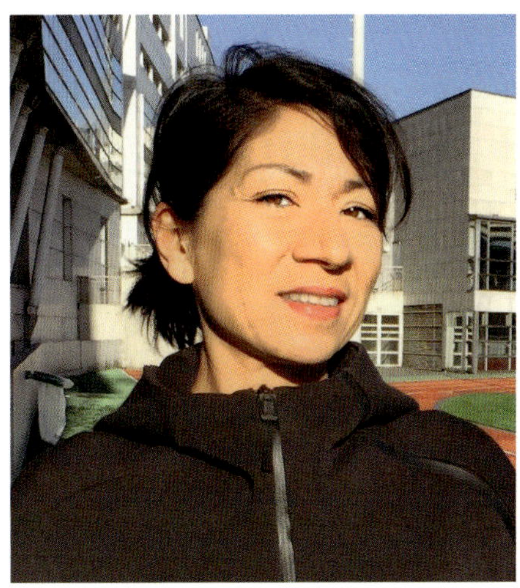